中药现代化研究系列

# 柚果饮片的炮制工艺

王永刚 陈浩源 苏薇薇 著

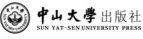

中山大学出版社

·广州·

**版权所有　翻印必究**

### 图书在版编目（CIP）数据

柚果饮片的炮制工艺/王永刚，陈浩源，苏薇薇著. —广州：中山大学出版社，2022.7

ISBN 978-7-306-07549-9

Ⅰ.①柚… Ⅱ.①王… ②陈… ③苏… Ⅲ.①柚—饮片—中药炮制学 Ⅳ.①R283.64

中国版本图书馆 CIP 数据核字（2022）第 088792 号

| | |
|---|---|
| 出 版 人： | 王天琪 |
| 策划编辑： | 曾育林 |
| 责任编辑： | 曾育林 |
| 封面设计： | 曾　斌 |
| 责任校对： | 袁双艳 |
| 责任技编： | 靳晓虹 |
| 出版发行： | 中山大学出版社 |
| 电　　话： | 编辑部 020-84113349，84110776，84110283，84110779 |
| | 发行部 020-84111998，84111981，84111160 |
| 地　　址： | 广州市新港西路 135 号 |
| 邮　　编： | 510275　　　　传　真：020-84036565 |
| 网　　址： | http://www.zsup.com.cn　E-mail:zdcbs@mail.sysu.edu.cn |
| 印 刷 者： | 广州市友盛彩印有限公司 |
| 规　　格： | 880mm×1230mm　1/32　3.5 印张　100 千字 |
| 版次印次： | 2022 年 7 月第 1 版　2022 年 7 月第 1 次印刷 |
| 定　　价： | 38.00 元 |

如发现本书因印装质量影响阅读，请与出版社发行部联系调换

# 内容提要

沙田柚幼果是其在疏果过程和落果期间产生的未成熟果实，食用价值低，大多被遗弃。沙田柚幼果含有丰富的黄酮、多糖、酚类等物质，特别是柚皮苷，其含量不亚于作为化橘红原料的化州柚。现有的大部分柚果饮片炮制工艺周期长，饮片成分释放效果差。目前对饮片炮制工艺的研究较少且研究方法简单，缺乏对饮片成分释放效果的考察，工艺缺乏可行性。本书旨在拓展沙田柚幼果资源的加工途径，建立一种规范、可控、高效的饮片炮制工艺，并对该工艺及其饮片进行评价。本书对推进沙田柚资源的开发利用具有积极意义。

本研究获得化橘红国家现代农业产业园创建项目－化橘红产业科技协同创新平台建设的资助。

# 《柚果饮片的炮制工艺》著者

王永刚　陈浩源　苏薇薇

# 目　录

## 第一章　引言 ……………………………………… 1

### 第一节　柚果饮片的炮制现状 ………………… 1

一、沙田柚研究概况 ……………………………… 1

二、柚类资源加工现状 …………………………… 3

三、柚果饮片炮制工艺研究现状 ………………… 6

四、中药软化方法概述 …………………………… 7

五、中药干燥方法概述 …………………………… 9

### 第二节　本书主要研究内容概述 ……………… 11

## 第二章　柚果饮片的炮制工艺 ………………… 14

### 第一节　柚果饮片提取工艺研究 ……………… 14

### 第二节　柚果饮片炮制过程中软化工艺研究 … 23

一、软化方法比较 ………………………………… 24

二、软化工艺温度的单因素优化 ………………… 31

三、软化工艺时间的单因素优化 ………………… 34

四、饮片性状 ……………………………………… 37

第三节　柚果饮片炮制过程中压制工艺研究……………… 40

第四节　柚果饮片炮制过程中干燥工艺研究……………… 44

第五节　饮片扫描电镜观察……………………………… 56

第六节　柚果饮片炮制工艺及饮片评价…………………… 62

　　一、炮制工艺对比……………………………… 63

　　二、与市售柚果饮片对比……………………… 72

　　三、饮片挥发性物质组成分析………………… 80

第七节　本章小结………………………………………… 86

## 参考文献……………………………………………… 88

# 第一章 引 言

## 第一节 柚果饮片的炮制现状

### 一、沙田柚研究概况

沙田柚[*Citrus maxima*（Burm.）Merr. cv. Shatian-Yu]是芸香科柑橘属植物，主产于广东梅州和广西柳州、容县、桂林等地[1]。沙田柚具有良好的药用价值，有止咳平喘、健脾消食、清热化痰、解酒除烦的作用，此外还有治疗尿痛和尿血等功效[2]。沙田柚幼果中含有大量黄酮、生物碱、多糖、香豆素、挥发油等天然活性成分，具有抗菌、抗炎、降血脂、抗氧化等作用[3]。

1. **黄酮**

沙田柚皮中含有大量的黄酮，主要为柚皮苷、柚皮素、野漆树苷、橙皮苷、新橙皮苷等，其中柚皮苷的含量最多，占80%以上[4]。沙田柚果实中柚皮苷含量高（叶1.23%，花17.46%，果实20.68%）[5]。沙田柚果实的不同部位柚皮苷含量不同，柚皮中柚皮苷含量最高，紧接着是果肉和果核[6]。沙田柚果实中柚皮苷的含量随着果实体积变大而减少[7]。柚皮苷对豚鼠的慢性支气管炎具有显著的镇咳、抗炎、抗气道高反应性（airway hyper reactivity，AHR）作用[8]。柚皮苷可以抑制杯状细胞增生、减少过量黏液分泌和促进痰液排泄等而起到祛痰的作用[9]。在小鼠肺部炎症模型中，柚皮苷能够通过调控 MAPK、p53、NF-κB 途径有效地抑制肺部炎症。柚皮苷可以调节胞外基质，促进软骨细胞内 ColⅡ、Sox9、Aggrecan 的表达，抑制 MMP-13 的表达，对 IL-1β 诱导的炎症具有抑制作用，能够预防细胞的炎性退变[10]。柚皮苷能够通过氧化应激、细胞凋亡、谷氨酸受体系统、Tua 蛋白过磷酸化等多种机制有效改善记忆受损小鼠的认知、学习和记忆障碍，发挥神经保护作用[11]；此外，柚皮苷还具有较好的 DPPH 自由基消除作用[12]。

## 2. 多糖

有研究报道，柚中多糖分子量分布范围较大[13]；有人对柚皮多糖的结构特征进行解析[14]，发现柚皮多糖主要由葡萄糖、鼠李糖、阿拉伯糖、木糖、半乳糖组成。

## 3. 挥发油

据报道，柑橘属植物精油具有抗菌和抗炎的作用，并且具有作为防腐剂的潜力[15]。利用 GC-MS 法测定沙田柚中挥发油成分[16]，检测出 43 种化合物，占总挥发油量的 99.5%，其中含量从大到小分别为柠檬烯、反式-α,α-5-三甲基-5-乙烯基-2-四氢呋喃甲醇、β-环氧石竹烯、3,7-二甲基-1,6-辛二烯-3-醇、α,α,4-三甲基-3-环己烯-1-甲醇、1,5,5,8-四甲基-12-氧杂二环[9.1.0]十二碳-3,7-二烯、反式-1-甲基-4-异丙烯基-2-环己烯-1-醇。也有其他的研究报道，沙田柚挥发油成分主要有香芹酚、D-柠檬烯、β-石竹烯、α-佛手苷烯、β-月桂烯、α-石竹烯、奴卡酮等[17]。

### 4. 香豆素

香豆素和呋喃香豆素具有抗炎、抗肿瘤和预防肝损伤的作用[18-19]。利用硅胶色谱和凝胶色谱从沙田柚中分离出 10 种香豆素类物质，包括 8-(3-hydroxy-2-methoxy-3-methylbutyl)-7-methoxycoumari、mexoticin、环氧橙皮油素、meranzin、meranzinhydrate、isomeranzin、异前胡素、橙皮油素、蛇床子素、伞形花内酯[20]。也有报道柚中香豆素成分有 limettin、meranzin、osthole、xanthotoxin、isomeranzin、mexoticin、epoxyaurapten、oxypeucedanin-hydrate、meranzin hydrate、meranzin hydrate Ⅰ，Ⅱ 和 Ⅲ、paniculin Ⅱ、auraptene、7-hydroxycoumarin[21-22]。

## 二、柚类资源加工现状

柚子除了可食用的果肉外，还有许多可利用的资源，如疏果疏花过程产生的幼果和花，以及果肉食用后产生的柚皮、柚籽、白色薄膜等。加工技术是利用这些资源的关键。

### 1. 柚皮

柚皮是除柚子果肉以外占据柚果重量最多的部分，带有强烈的苦味，柚果在食用后剩下的柚皮通常作为垃圾处理，导致大量的柚皮资源浪费。柚皮资源主要加工产品有饮片、果胶、精油、食品添加剂、吸附剂等。柚皮精油的提取率达到 1.65%[23]；柚皮的不同部分精油成分也不同，柚皮黄色部分和白色部分的精油成分有差异，柚皮精油提取时应考虑将两者分开处理[24-25]。相对气味活度值（odour active value，ROAV）和相对风味活性（RFA）是评价精油的重要参数。ROAV 是化合物浓度和化合物气味阈值的比例，ROAV 值越高，化合物对精油香味的贡献越大；RFA 是 lg FD（风味稀释因子）与化合物重量百分比平方根的比值[26-27]。戚贺亭等[28]将不同成熟度的金盆柚和天尖茶制得湘柑茶，步骤是：将果肉剔去，柚皮晒干，填入茶叶，杀青和低温烘干制得，最后从香气、外观、营养价值、口感方面对湘柑茶品质进行评价。这为制作柚子茶时柚子成熟度选择提供了参考。Liew 等[29]采用亚临界水萃取技术（subcritical water extraction，SWE）从柚皮中提取甲氧基果胶，果胶提取率达到 94%，SWE 提取果胶能够减少高甲氧基果胶（high methoxyl pectin，HMP）的生成，产生更多的低甲氧基果胶（low methoxyl pectin，LMP）。Elgharbawy 等[30]采用天然深度共熔溶剂（natural deep eutectic solvent，NADES）choline chloride-glucose-water（ChCl∶Glc∶W）从柚皮中提取果胶，果胶提取率为 94%，但 NADES 提取法存在缺乏溶剂回收方法的问题。陈迪等[31]以甜柚果皮渣为原料发酵产生果醋。姬盼盼等[32]制作了一种以柚皮、桃胶、小麦粉为原料的面条，含有膳食纤维、黄酮和多糖等营养物质。我国部分南方城市将柚皮去苦处理后做成菜肴，此外，柚皮还被加工成果茶、果酱、果脯等产品[33-36]。

2. 果肉

柚子果肉是柚子中占比最大的部分，果肉除了食用外，还可加工成便于贮藏和运输的罐头、果汁、果冻、果酱、果醋、果酒等，果肉的加工能够提高产品的经济价值。果肉的加工方式相较于其他部位的较成熟和多元化[37-40]。果肉中含有丰富的氨基酸、维生素、黄酮、糖类、无机元素等营养物质以及水溶性膳食纤维[41]。

## 3. 幼果

农户在柚子幼果阶段会进行疏果,以获得质量更好的成熟柚果,该阶段会产生大量"废弃"的幼果[42]。幼果含有丰富的黄酮、多糖、香豆素、酚类物质,加工后可用于食品、医药、化妆品行业。橘红胎是以化州柚幼果为原料制成的中药饮片(2020年列入广东省中药材标准,该标准由中山大学苏薇薇团队牵头制定),是最成熟的柚子幼果加工方式。黎敏仪等[43]以金柚幼果和铁皮石斛花为原料,经过提取、打浆、酶解与灭活、二次发酵、过滤、脱苦、调味等步骤,制作了具有柚子风味和抗氧化活性的果酒。李振羽等[44]以柚子幼果、柚籽、柚皮为原料,经过水提后得到提取液,添加柠檬酸和柚苷酶脱苦、冻干,添加阿拉伯胶防潮,添加辅料并压制,制作了口感较好的泡腾片。段辉根等[45]利用胡柚幼果与普洱熟茶制作果茶,加工流程为:将新鲜的幼果内部挖空,晾干,填入茶叶,晒干和烘干。该加工方法类似柑普茶的加工方法,利用茶叶吸附柚皮中的芳香物质。

## 4. 柚籽

柚籽含有丰富的油脂,主要为不饱和脂肪酸[46]。在已有的研究中,柚籽油脂的提取方法主要有有机溶剂萃取、超声辅助萃取和微波辅助萃取[47-50]。叶茂等[51]以大豆分离蛋白和β-环糊精作为微胶囊的壁材料,对沙田柚籽油进行包埋处理,能够有效减少柚籽油的氧化,提高其稳定性。据报道,在以丙酮为溶剂,采用渗滤法提取柚籽中的柠檬苦素类化合物时,对柚籽进行脱脂处理可以提高提取率[52]。

## 5. 柚花

柚子种植在疏花阶段掉落大量柚花,柚花具有独特的香气,农户收集后用于制作花茶[53]。柚花的主要成分为挥发油、黄酮、柠檬苦素、香豆素类化合物，具有祛痰、行气、止咳的作用[54-55]。谢华松等[56]优化了一种 $CO_2$ 超临界提取柚花中精油的方法，金柚和红肉蜜柚柚花精油提取率分别为 1.19%、1.26%。徐小忠等[57]将胡柚花和常山银毫茶胚窨制，制得柚花茶。当前的研究，对柚花资源开发利用程度低，主要以制作花茶为主；柚花中的精油具有作为香水和香精原料的潜力。

## 三、柚果饮片炮制工艺研究现状

现有的柚果饮片炮制工艺中，应用最成熟、最广泛的是化橘红饮片的炮制工艺。化橘红是芸香科植物化州柚 *Citrus grandis* 'Tomentosa' 或柚 *Citrus grandis* （Linn.） Osbeck 的干燥外层果皮。化州柚生长具有地域依赖性。《中华人民共和国药典》2020年版（一部）对化橘红饮片的炮制方法记载为"除去杂质，洗净，闷润，切丝或块，晒干"[58]。《广东省中药材标准》第 2 册记载了柚果饮片的炮制工艺为"除去杂质，润透，切薄片，低温干燥"，其饮片具有燥湿化痰、消食、宽中行气的作用[59]。《广东省中药饮片炮制规范》记载的化橘红胎炮制方法为"类圆片状者除去杂质；未切片者洗净，闷润，切片、切丝或切块，干燥"[60]。柚果饮片的主要炮制方法为：以干燥的幼果为原料，对其进行润制软化，切制改型，干燥保存。化州地区橘红胎饮片的炮制方法为：将新鲜采摘的柚果放入沸水中杀青，取出后放入烘箱中烘干，最后切片得到饮片。上述炮制方法的记载较为简单，缺乏具体操作方法和关键参数。市面上的饮片品质参差不齐，而品质好的化橘红饮片采用的炮制工艺是保密资料。现有的研究对饮片炮制方法进行了规范和创新，但数量较少。采用蒸制法对化橘红进行处理，化橘红切片或切丝后再进行干燥，能够缩短生产周期，减少有效成分的流失，但该方法制得的饮片在冲泡时有效成分的释放不够充分。采用酶解、紫外照射、反复冻融、微波干燥、真空干燥等方法对化橘红进行加工，可以减少有效成分流失，提高有效成分在冲泡时的溶出，改善饮片外观、口感，但炮制工艺的操作较为烦琐，工艺的可行性、安全性、生产成本有待考究。采用蒸汽蒸制和微波干燥法对化橘红果进行处理，工艺操作简单，但加工时间较长且没有考虑饮片的实际使用效果。

柚果在烘干的过程中水分减少，体积明显变小。烘干过程并不只是除去水分，柚果还会出现其他理化性质的变化，如整果颜色褐变，香味、饮片口感都发生了改变。炮制过程中理化性质的改变会影响药效。目前，缺乏一套生产效率高且具有可行性的柚果饮片炮制工艺，从而将沙田柚幼果加工成一款有良好外观性状和成分释放效果的饮片。

## 四、中药软化方法概述

干燥的中药材需要先软化后才能对其外观改型，这个过程称为"润"，润制是中药材炮制方法的基本手段之一，在润制过程中同时会伴随着药材内部组织结构的改变[61]。润制方法有很多种，传统的方式有淋润、洗润、晾润、浸润、泡润、盖润、伏润、露润、敞润、潮润、双润、复润等。根据药材的形状、尺寸、质地、含水量等选择合适的润制方法，才能使得药材达到

"润制适中"，避免药材润制不足或者伤水，导致成分的流失[62-63]。现代的润制方法主要有[64-65]：

1. 真空蒸汽润药

利用真空泵将密闭容器和药材内的空气抽出，通入蒸汽一段时间，使得药材内部的水分均一。抽真空有利于蒸汽快速进入药材内部，达到平衡。沈钱能等[66]比较了淋润、常压蒸润、减压蒸润3种方法对甘草6种成分的影响，发现淋润会造成成分的明显流失，特别是水溶性较好的成分，常压蒸润和减压蒸润过程中蒸汽凝结后也会造成成分的部分流失，与常压蒸润相比，减压蒸润能够较好地保持药材原貌，但是时间较长。黄新宇等[67]利用真空蒸汽润药法对莪术进行快速软化，药材能够在较低含水量时达到整体软化，相比传统的浸润法，节省了时间并减少了成分流失。

2. 热蒸汽润药

常压下密闭容器中通入热蒸汽，药材在一定温度下缓慢软化。赵声兰等[68]采用常温闷润和加热温润对何首乌的软化进行研究，加热温润时间周期明显短于常温闷润。田先娇等[69]对黄精的九蒸九制工艺中多糖、蒽醌、皂苷的变化规律进行研究，发现随着蒸制时间的增加，蒽醌和多糖的含量下降，皂苷的含量上升，蒸汽加热使得黄精的成分含量发生变化。

3. 加压蒸汽润药

密闭容器中通入热蒸汽，使得容器内部气压大于大气压，温度通常在110～130 ℃之间，药材在高温高压的蒸汽环境下，快速被蒸汽渗透软化，加工时间短。李林等[70]采用响应面法对半夏的高压蒸制工艺进行优化，优化工艺为温度118 ℃、时间2 h，研究发现，随着蒸制时间的延长，半夏的毒性减弱。陈雪等[71]

采用酶法和高压蒸制法对附子进行炮制，能够有效降低附子的毒性，可用于替代传统炮制方法。

相较于传统的润制方法，现代的润药技术具有炮制时间短、成分流失少、软化均匀等优点。

## 五、中药干燥方法概述

为了延长药材的保存时间、方便贮藏，需要去除药材中的水分。药材水分的减少能够避免微生物的繁殖，防止腐烂。针对不同的药材，需要考虑加工后的品质、加工效率、加工成本等各方面因素，选择合适的干燥方法。传统的干燥方法主要是自然干燥，干燥时间依赖于环境的温度和湿度等，产出的药材质量不稳定。现代干燥技术能够克服自然干燥的缺点，同时能够根据药材特点选择合适的干燥方式，缩短干燥时间，保证药材质量，提高生产效率。[72]现代干燥技术主要有如下几种。

### 1. 微波干燥

利用微波使物料内部水分子剧烈运动和碰撞，微波的能量转化为分子的动能并产生大量的热量使温度升高，达到干燥的目的。微波干燥能从物料内、外部产生热能，达到均匀干燥的效果。Lian 等[73]研究了变功率间歇微波干燥、真空冷冻干燥、热风－微波分段联合干燥、微波－真空冷冻联合干燥、真空冷冻－微波联合干燥 5 种干燥方法，开展香菇干燥研究，发现真空冷冻－微波联合干燥对香菇粗蛋白、多糖、还原糖含量以及色泽影响最小，其微观结构为蜂窝状。微波干燥具有干燥时间短、对成分影响小的优点。干燥进入减速阶段时，物料温度会迅速上升，通过调节微波频率平衡温度，降低减速阶段的干燥速率，可以有效保留原有的颜色、外观、风味，并且减少耗能[74]。

2. 热风干燥

利用仪器内部产生流动的热风带走物料的水分，达到干燥的目的。热风干燥是最为常用的干燥方法，成本较低，适用范围广；但干燥时间长，物料干燥不均匀。

3. 真空冷冻干燥

将物料放置于低于物料共晶点温度下的密闭容器内冻结，然后利用真空泵将容器内抽至真空状态，使物料中的水分以冰晶状态直接升华为气体，从而达到去除水分的目的。Rahman等[75]对比了冷冻干燥和烘干处理后柚皮的颜色、灰分、脂肪含量，冷冻干燥能够很好地保持柚皮原来的颜色和脂肪含量；而烘箱干燥能够快速除去水分，但会导致柚皮颜色变化及脂肪的损失。冷冻干燥较适用于含有大量挥发油或易热解成分的物料，生产成本高，时间周期长。

4. 真空干燥

利用真空泵将密闭容器内的空气抽出，同时对物料进行加热，以达到加快水分子逸出的目的。该方法通常与其他干燥方法联用。由于真空干燥在密闭容器内进行，因此水分子无法离开容器，通常需要放入吸水材料，如硅胶等。

5. 静电干燥

在高压电场的作用下，物料内部的大水分子团转化为较小的水分子团或单一水分子，然后迁移到物料表面，水分子在高压电场下快速蒸发[76]。黄兰珍等[77]采用烘干干燥、自然干燥、真空干燥、静电干燥对化橘红的干燥工艺进行比较，发现静电干燥的化橘红柚皮苷含量最高。静电干燥能耗低，干燥过程中不会使物料升温，适用于热敏性物料，在干燥的同时会产生臭氧，能够产生杀菌的效果。

6. 远红外干燥

利用远红外线改变药材内分子的运动状态和振动情况，分子摩擦和运动产生自发热效应，使药材内部的水分与其他溶剂分子蒸发，从而达到干燥的目的。但远红外光波长较短，难以渗透厚度大的物料。

## 第二节 本书主要研究内容概述

广东拥有丰富的沙田柚资源，且沙田柚产量逐年提高。沙田柚在疏果过程和落果期间产生大量幼果，生理落果期间落果率达到80%以上，幼果大多被遗弃，造成资源浪费[78-79]。沙田柚幼果含有丰富的柚皮苷，其含量不低于化州柚，还含有酚类、多糖、香豆素、有机酸等天然活性成分。为了更充分地利用沙田柚幼果资源，提高产品的附加值，开展柚果加工技术研究具有重要意义。依据沙田柚幼果中富含柚皮苷的特点，本书的宗旨是将沙田柚幼果加工成类似于化橘红饮片的柚果饮片，解决幼果资源浪费的问题。

《中华人民共和国药典》和《广东省中药材标准》对柚类果实的饮片炮制工艺描述较为简单，没有具体的方法和参数；目前缺乏一套规范、可控、高效的柚果饮片炮制工艺。为解决以上问题，我们通过调研文献和书籍资料，以沙田柚幼果干片（鲜果切片后干燥能够大大减少干燥时间）为原料进行加工，确定初步的炮制工艺：软化、压制、干燥。模拟饮片的冲泡过程作为提取方法，考察饮片提取时成分释放效果，以此为指标对饮片炮制工艺进行优化。

现代常用的饮片润制方法主要为喷淋法、蒸润法、真空蒸汽润药、加压蒸汽润药。通过查找资料可知，化橘红饮片炮制中的软化方法除了传统的闷润法，主要为蒸润法。闷润法和喷淋法效率较低，软化时间长，容易造成药材成分的流失和药材变质。经过试验比较，我们发现蒸汽润药法能明显缩短软化时间，炮制的饮片外观较好。蒸汽具有较好的穿透能力，能够快速进入药材内部。但是，常压蒸汽蒸润的饮片冲泡时成分释放效果不佳，而延长蒸汽蒸润的时间会导致饮片有效成分的流失。因此，我们采用高压蒸汽蒸润的方式对柚果干片进行软化，高温和高压能加快蒸汽的穿透效率，减短炮制时间，重构饮片内部结构，提高饮片有效成分的释放效率。

软化后的饮片有一定柔软度，经过压制后能够有效地改善其外观，同时进一步重构饮片的内部结构，提高有效成分释放效率。化橘红饮片加工中常用的压片技术是碾压和滚压，碾压应用于软化后柚果的定型，将整果碾压成圆柱形，再行切片，得到外观大小一致的饮片。滚压常用于干燥外层果皮的加工。本书针对原料为干片的特点，采用滚压作为饮片的压制方式。

为保证饮片能够长时间贮藏，需降低饮片含水量。传统的柚果饮片炮制常用的干燥方法为晒干和热风干燥。晒干容易受到天气的影响，干燥时间不稳定，对饮片品质影响较大。热风干燥容易破坏饮片的品质，干燥时间较长。现代干燥技术还有冷冻干燥、微波干燥、喷雾干燥等。冷冻干燥的时间较长，设备成本和运行成本较高。喷雾干燥不适用于饮片的干燥。微波干燥具有干燥时间短、效果好的优点，能够应用于饮片生产的连续加工，节省人力成本，而且微波干燥在食品加工行业已有较多应用。但是，微波干燥存在微波衰减的问题，此外还需要防止微波泄漏。

我们选用沙田柚的干燥幼果切片作为原料，以饮片提取液中成分（黄酮、多糖、水溶性成分）释放情况、饮片外观性状为指标对炮制工艺进行研究，建立一套规范、可控、高效的柚果饮片炮制工艺，包括饮片软化工艺、压制工艺、干燥工艺的优化。

为更好地比较不同炮制工艺条件对饮片成分释放的影响，我们模拟饮片实际使用时的冲泡方法，对该方法进行优化，作为炮制工艺优化中饮片的提取方法。我们对不同温度炮制的饮片和不同炮制进度的饮片进行微观结构观察，弄清炮制工艺对饮片内部结构的影响。我们还对实验室自制饮片与多款市售柚果饮片进行比较，并结合成分含量变化，阐明饮片的药效物质基础。

# 第二章　柚果饮片的炮制工艺

## 第一节　柚果饮片提取工艺研究

本节模拟柚果饮片实际使用时多次冲泡的过程，设计一种提取方法。以提取液中柚皮苷提取率及总黄酮、总固体物含量为指标，对该方法的提取时间、提取次数进行优化。弄清柚果饮片各成分释放达到峰值的提取时间、多次提取过程中各成分的释放情况，获得一种以较少的提取时间和提取次数能够最大限度地释放饮片中有效成分的提取方法。

**【实验材料】**

（一）仪器

万分之一电子分析天平（ME204，瑞士 Mettler Toledo 公司）；十万分之一电子分析天平（MS205DU，瑞士 Mettler Toledo 公司）；超纯水器（Arium mini，美国 Satorius 公司）；pH 计（FE28，Five Easy Plus）；高速多功能粉碎机（800Y，西厨）；恒温水浴锅（HWS-26，上海恒一科技有限公司）；电热水壶（MK-H517E2，广东美的厨房电器制造有限公司）；鼓风式干燥箱（108L，德国 Memmert 公司）；鼓风式干燥箱（UFE-500，德国 Memmert 公司）；数控超声波清洗器（KQ500DE，昆山市超声仪器有限公司）；高效液相色谱仪（Agilent1260 型，G1311B 单四元泵、G1329B 自动进样器、G1316A 柱温箱、G1315D 检测器、OPENLAB CDS Chem Station Edition 数据处理软件，美国 Agilent 公司）；色谱柱（Walex，Ultimate XB-C$_{18}$，4.6 mm × 250 mm，SN：211604930）。

（二）试剂

甲醇（2000601，分析纯，天津市大茂化学试剂厂）；冰醋酸（C11554293，色谱级，Macklin）；甲醇（U8MG1H，色谱级，Honeywell）；食用酒精（20201225，纯度：95%，广州东征化玻仪器有限公司）；柚皮苷对照品（批号：110722 – 201815，纯度：91.7%，中国食品药品检验研究院）。

（三）样品

沙田柚干片（产地：梅州，批次：20201006），经彭维主任药师鉴定为沙田柚。

## 【实验方法】

### （一）柚皮苷含量测定

**1. 溶液的制备**

（1）对照品溶液制备：精密称取适量柚皮苷对照品于容量瓶中，加75%甲醇制成300 μg/mL的溶液，摇匀，即得。

（2）供试品溶液制备：取50 g沙田柚干片粉碎，过二号筛。取粗粉约0.5 g，精密称定，置于具塞锥形瓶中，加入甲醇50 mL，称定质量，水浴加热回流1 h，放冷，再称定质量，用甲醇补足减失的质量，摇匀，滤过，精密量取续滤液1 mL，置10 mL容量瓶中，加50%甲醇定容，用0.45 μm滤膜过滤，即得。

**2. 色谱条件**

流动相：以甲醇作为流动相A（流动相A比例为30%～60%），以pH=3.0的醋酸溶液作为流动相B；流动相梯度为0～50 min。检测波长：283 nm；柱温：25℃；流速：1 mL/min。

**3. 测定方法**

精密称取适量柚皮苷对照品于容量瓶中，加75%甲醇定容，摇匀，分别进样3 μL、5 μL、7 μL、10 μL、15 μL、20 μL，测得峰面积；以柚皮苷进样量和峰面积绘制标准曲线。再分别将供试品溶液和对照品溶液进样10 μL，测定峰面积，计算柚皮苷含量。

## （二）水分含量测定

参照《中华人民共和国药典》2020 年版（四部）"0832 水分测定法"中的烘干法，测定沙田柚干片中水分含量。称取 50 g 沙田柚干片，粉碎，精密称取 3 g 粉末于干燥至恒重的扁形称量瓶中，粉末厚度不超过 5 mm，精密称定质量，开启瓶盖在 100～105 ℃下干燥 5 h，将瓶盖盖好，移置干燥器中，放冷 30 min，精密称定质量，再在上述温度下干燥 1 h，放冷，称重，至连续两次称重的差异不超过 5 mg 为止。根据减失的质量，计算供试品中含水量（%）。

## （三）提取工艺优化设计

称取 20 g 沙田柚干片样品，放置于烧杯中，控制提取时间 15 min、20 min、25 min、30 min，提取 7 次，加入 1200 mL 开水进行冲泡，用 400 目滤布过滤，得到提取液，用量筒测量每次得到的提取液体积。平行 3 次实验，结果取平均值。

### 1. 提取液柚皮苷含量测定

（1）供试品溶液制备：精密量取适量提取液于 10 mL 容量瓶中，加 50% 甲醇定容，摇匀，即得。

（2）对照品溶液制备：精密称取适量柚皮苷对照品于容量瓶中，加 75% 甲醇制成 300 μg/mL 的溶液，摇匀，即得。

（3）柚皮苷提取率计算：分别将供试品溶液和对照品溶液按照色谱条件进样 10 μL，测定峰面积，以柚皮苷对照品的峰面积为对照，计算柚皮苷含量；再计算累计柚皮苷提取率（%）。

## 2. 提取液总黄酮含量测定

总黄酮含量以柚皮苷、新北美圣草苷、柚皮素、野漆树苷含量合计而得。

各成分含量计算方法：分别将供试品溶液和对照品溶液按照色谱条件进样 10 μL，测定峰面积，以柚皮苷对照品的峰面积为对照，按照表 2-1 各成分的相对保留时间和相对校正因子确定并计算新北美圣草苷、柚皮苷、野漆树苷、柚皮素含量。

表 2-1 各成分的相对保留时间和相对校正因子

| 待测成分（峰） | 相对保留时间 | ±5% 范围 | 相对校正因子（$f_i$） |
| --- | --- | --- | --- |
| 新北美圣草苷 | 0.74 | 0.70～0.78 | 1.00 |
| 柚皮苷 | 1.00 | — | 1.00 |
| 野漆树苷 | 1.26 | 1.20～1.32 | 1.29 |
| 柚皮素 | 1.73 | 1.62～1.82 | 0.54 |

## 3. 提取液总固体物含量测定

精密量取提取液 20 mL，置于已干燥恒重的蒸发皿中，水浴蒸干后，于 105 ℃ 干燥 3 h，置于干燥器中冷却 30 min，迅速精密称定质量。以干燥品计算供试品中总固体物含量（%）。

## 【实验结果】

### （一）原料柚皮苷与水分含量

柚皮苷回归方程为 $y = 1922.7x - 3.7114$，$R^2 = 1$（图 2-1）。线性范围：柚皮苷进样量在 1.0084～6.7227 μg 之间（表 2-2），

在此范围内进样量与峰面积呈线性关系,可用于计算供试品溶液中柚皮苷含量。

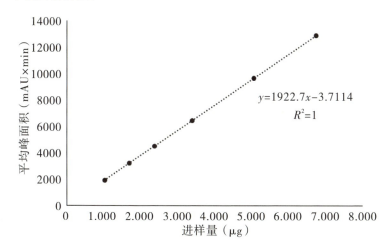

图2-1 柚皮苷标准曲线

表2-2 柚皮苷标准曲线数据

| 进样次数 | 1 | 2 | 3 | 4 | 5 | 6 |
|---|---|---|---|---|---|---|
| 进样量（μg） | 1.0084 | 1.6807 | 2.3529 | 3.3614 | 5.0420 | 6.7227 |
| 平均峰面积（mAU×min） | 1938.1 | 3231.1 | 4514.1 | 6453.2 | 9699.2 | 12919.8 |

原料柚皮苷含量平均值为27.53%,水分含量平均值为7.65%。

(二) 柚果饮片提取工艺优化

提取时间25 min、30 min的柚皮苷浓度及提取率明显较高(图2-2、表2-3),且两者没有明显的差别,可认为提取时间

25 min 能够使提取液中柚皮苷浓度达到最大,继续增加提取时间并不会增加柚皮苷浓度,7 次提取后两者累计柚皮苷提取率均达到 75% 以上。在初次提取时饮片的柚皮苷释放量较多,随着提取次数的增加,柚皮苷释放量逐渐减少。

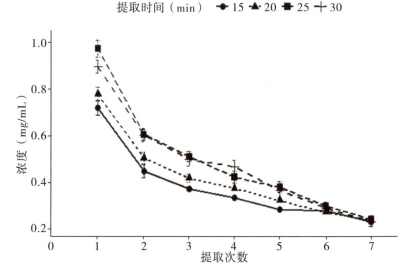

图 2-2 柚皮苷浓度随提取次数变化趋势

表 2-3 多次提取累计柚皮苷提取率 (%)

| 提取时间<br>(min) | 提取次数 | | | | | | |
|---|---|---|---|---|---|---|---|
| | 1 | 2 | 3 | 4 | 5 | 6 | 7 |
| 15 | 15.81 | 25.89 | 34.34 | 41.99 | 48.52 | 54.84 | 60.10 |
| 20 | 17.27 | 28.75 | 38.23 | 46.89 | 54.36 | 60.65 | 66.15 |
| 25 | 21.39 | 35.19 | 46.92 | 56.72 | 65.51 | 72.41 | 77.95 |
| 30 | 19.69 | 33.41 | 44.80 | 55.59 | 64.08 | 70.82 | 76.14 |

提取液中总黄酮浓度随着冲泡次数的增加而减少，提取时间 25 min、30 min 总黄酮浓度基本没有差别（图2-3）。4种成分中柚皮苷的含量占90%以上（图2-4），总黄酮含量的变化规律与柚皮苷含量的变化规律一致。

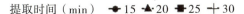

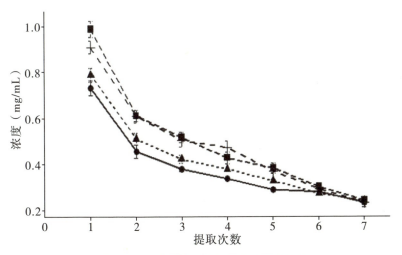

图 2-3　总黄酮浓度随提取次数变化趋势

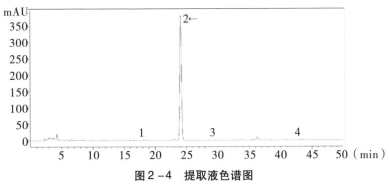

图 2-4　提取液色谱图

1. 新北美圣草苷；2. 柚皮苷；3. 野漆树苷；4. 柚皮素。

随着提取次数的增加，提取液中总固体物含量减少；随着提取时间的延长，提取液中总固体物含量增加。提取 2 次后，各提取时间总固体物含量基本没有差别（图 2-5）。15 min 的累计总固体物含量最低，25 min、30 min 没有明显差别（表 2-4），7 次提取后两者的累计总固体物含量达到 55% 以上。

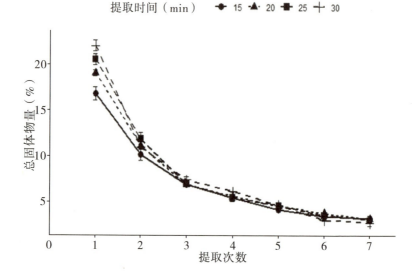

图 2-5 总固体物量随提取次数变化趋势

表 2-4 多次提取累计总固体物含量（%）

| 提取时间 | 提取次数 | | | | | | |
| --- | --- | --- | --- | --- | --- | --- | --- |
| (min) | 1 | 2 | 3 | 4 | 5 | 6 | 7 |
| 15 | 16.80 | 26.92 | 33.80 | 39.20 | 43.32 | 46.68 | 49.87 |
| 20 | 19.01 | 30.11 | 36.96 | 42.53 | 47.05 | 50.79 | 53.91 |
| 25 | 20.54 | 32.36 | 39.29 | 44.69 | 49.26 | 52.76 | 55.73 |
| 30 | 22.04 | 33.01 | 40.39 | 46.49 | 51.08 | 54.08 | 56.73 |

（三）小结

从提取液各成分含量可知，提取时间 20 min、25 min、30 min 各成分释放结果基本没有差别，15 min 的提取效果最差。考虑到实际情况，选取提取时间 20 min，提取 5 次作为提取工艺，能够较好地反映饮片成分的释放能力。

## 第二节　柚果饮片炮制过程中软化工艺研究

柚果饮片的炮制工艺包括软化、压制、干燥三部分，本节对软化工艺方法及参数进行优化，以柚皮苷提取率及总黄酮、总多糖、总固体物含量为考察指标。

提取液中水溶性物质含有复杂的成分，包括黄酮、多糖、酚类、香豆素、有机酸、生物碱等，具有降血糖、预防心血管疾病、降脂、抗氧化、抗炎、抗菌等作用，是一个重要的评价指标[80-81]。前述研究发现总固体物中含有大量的黄酮，其中主要为柚皮苷，柚皮苷具有良好的防治呼吸系统疾病的作用。近年来，越来越多的研究关注多糖的药效，多糖具有良好的抗癌、抗氧化、抗炎等作用，是柚果中主要的活性成分之一[82]。以柚皮苷提取率、总黄酮、总多糖、总固体物含量为指标，对饮片的炮制工艺进行优化，具有实际应用价值。

# 一、软化方法比较

## 【实验材料】

### (一) 仪器

十万分之一电子分析天平(MS205DU,瑞士Mettler Toledo公司);超纯水器(Arium mini,美国 Satorius 公司);pH 计(FE28,Five Easy Plus);多功能离心机(5430R 型,加拿大 Eppendorf 公司);高速多功能粉碎机(800Y,西厨);立式压力蒸汽灭菌锅(HVE-50,日本 HIRAYAMA 公司);恒温水浴锅(HWS-26,上海恒一科技有限公司);电热水壶(MK-H517E2,广东美的厨房电器制造有限公司);鼓风式干燥箱(108L,德国 Memmert 公司);鼓风式干燥箱(UFE-500,德国 Memmert 公司);数控超声波清洗器(KQ500DE,昆山市超声仪器有限公司);高效液相色谱仪(Agilent1260 型,G1311B 单四元泵、G1329B 自动进样器、G1316A 柱温箱、G1315D 检测器、OPENLAB CDS Chem Station Edition 数据处理软件,美国 Agilent 公司);色谱柱(Walex, Ultimate XB-$C_{18}$, 4.6 mm×250 mm, SN: 211604930);紫外分光光度计(Agilent Technologies, Cary 60 UV-vis,分析软件:Cary Adavanced Reads Application、Cary Scan Application)。

## （二）试剂

甲醇（2000601，分析纯，天津市大茂化学试剂厂）；冰醋酸（C11554293，色谱级，Macklin）；甲醇（U8MG1H，色谱级，Honeywell）；浓硫酸（20210406 20，分析纯，广州化学试剂厂）；食用酒精（20201225，纯度：95%，广州东征化玻仪器有限公司）；苯酚（20050203，分析纯，广州光华化学厂有限公司）；无水乙醇（C11548607，药用级，Macklin）；柚皮苷对照品（批号：110722-201815，纯度：91.7%，中国食品药品检验研究院）；D-无水葡萄糖（批号：110833-201908，纯度：99.8%，中国食品药品检验研究院）。

## （三）样品

沙田柚干片（产地：梅州，批次：20201006）。

## 【实验部分】

### （一）软化方法

以饮片提取液柚皮苷提取率及总黄酮、总多糖、总固体物含量作为指标，对高压蒸制和常压蒸制两种软化方法进行比较。

**1. 高压蒸制**

称取 20 g 沙田柚干片，放入高压灭菌锅中，设定程序为 120 ℃、30 min，进行软化，制得饮片，平行 3 次实验。

2. 常压蒸制

称取 20 g 沙田柚干片，放入水浴锅中，设定水浴锅温度为 100 ℃，分别控制时间 2 h、6 h，进行软化，制得饮片，平行 3 次实验。

(二) 含量测定

按照本章第一节的提取工艺，将饮片以固液比 1∶60 的比例加入开水，提取 5 次，每次 20 min，合并 5 次提取液作为总提取液。测定每次提取的提取液中的柚皮苷含量，以及总提取液中总黄酮、总多糖、总固体物含量，计算累计柚皮苷提取率。

1. 总提取液柚皮苷、总黄酮、总固体物含量测定

方法与本章第一节相同。

2. 总提取液总多糖含量测定

(1) 5%苯酚溶液制备：精密称取 5 g 苯酚，超纯水溶解并转移至 100 mL 棕色容量瓶中，用超纯水定容至刻度线，避光保存。

(2) 葡萄糖标准溶液制备：精密称取 50 mg D-无水葡萄糖，放于 50 mL 容量瓶中，用超纯水定容至刻度线，制得 1 mg/mL 的 D-无水葡萄糖母液。依次精密吸取 2 mL、3 mL、4 mL、5 mL、7 mL、9 mL 母液于 10 mL 容量瓶中，用超纯水定容，制得一系列浓度梯度的 D-无水葡萄糖标准溶液。

(3) 供试品溶液制备：精密量取 5 mL 总提取液于 50 mL 离心管中，加入 4 倍无水乙醇，摇匀，4 ℃下静置 12 h，接着 7800 r/min 离心 10 min（下同），取沉淀加 5 mL 80%乙醇洗涤，

离心，去上清液，精密加入 5 mL 超纯水，摇匀，即得。

（4）测定方法：精密量取 2 mL 上述葡萄糖标准溶液和供试品溶液于具塞刻度试管中，加入 1 mL 5% 苯酚溶液，摇匀，接着加入 5 mL 浓硫酸，摇匀，放置 5 min，沸水浴 15 min 后取出冷却至室温。在紫外分光光度计波长 490 nm 处测定吸光值。以葡萄糖标准曲线计算供试品溶液中总多糖含量。

## 【实验结果】

100 ℃ 常压蒸制 120 min（编号：100120）制得的饮片，在 5 次提取后累计柚皮苷提取率较低；100 ℃ 常压蒸制 360 min（编号：100360）、120 ℃ 高压蒸制 30 min（编号：120030）制得的饮片，在 5 次提取后累计柚皮苷提取率相似，均超过 67%（表 2-5）。初次提取时 120030 的柚皮苷浓度较高，不同软化条件的柚皮苷浓度差异主要体现在前 3 次提取中，随着提取次数的增加，柚皮苷浓度先快速下降，然后逐渐趋于平缓（图 2-6）。

表 2-5 多次提取的累计柚皮苷提取率（%）

| 炮制条件 | 提取次数 | | | | |
|---|---|---|---|---|---|
| | 1 | 2 | 3 | 4 | 5 |
| 100120 | 19.88 | 34.04 | 45.78 | 56.08 | 64.61 |
| 100360 | 23.99 | 38.55 | 49.58 | 59.04 | 67.50 |
| 120030 | 24.08 | 38.95 | 51.34 | 60.63 | 67.92 |
| 未炮制（UP） | 17.34 | 28.83 | 38.20 | 46.85 | 54.39 |

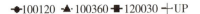
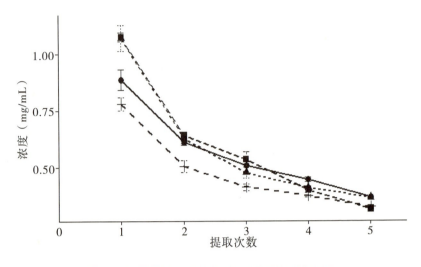

图2-6 不同软化方法的饮片提取液柚皮苷浓度

在不同软化条件下,120030制得的饮片总提取液中总黄酮提取量最高,达到3.4939 g(表2-6)。4种黄酮中,软化处理对柚皮苷和野漆树苷的影响较大,能够提升两者的释放量。

表2-6 不同软化方法的饮片总提取液总黄酮提取量(g)

| 炮制条件 | 新北美圣草苷 | 野漆树苷 | 柚皮苷 | 柚皮素 | 总黄酮 |
| --- | --- | --- | --- | --- | --- |
| 100120 | 0.0283 | 0.0156 | 3.1498 | — | 3.3123 |
| 100360 | 0.0308 | 0.0181 | 3.3544 | 0.0019 | 3.3490 |
| 120030 | 0.0092 | 0.0186 | 3.4536 | 0.0125 | 3.4939 |
| 未炮制(UP) | 0.0166 | 0.0117 | 2.7642 | 0.0047 | 2.7979 |

在不同软化条件下,100120 制得的饮片总提取液中总固体物含量较低,100360 与 120030 的总固体物含量相近,软化处理可以提高饮片提取时水溶性固体物的释放量(表 2-7)。

表 2-7　不同软化方法的饮片总提取液总固体物含量(%)

| 炮制条件 | 总固体物含量 |
| --- | --- |
| 100120 | 48.71 |
| 100360 | 51.54 |
| 120030 | 51.69 |
| 未炮制(UP) | 47.05 |

葡萄糖标准曲线以 $A_{490}$(波长 490 nm 的吸光值)为纵坐标,葡萄糖浓度为横坐标,进行线性回归,回归方程为 $y=14.532x$,$R^2=0.9994$(图 2-7),葡萄糖浓度在 0~0.0916 mg/mL 范围内,与 $A_{490}$ 有良好的线性关系,可用于计算提取液的总多糖含量,具体数据见表 2-8。

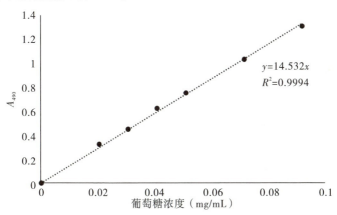

图 2-7　葡萄糖标准曲线

表2-8 葡萄糖标准曲线数据

| 参数 | 序号 | | | | | |
|---|---|---|---|---|---|---|
| | 1 | 2 | 3 | 4 | 5 | 6 |
| 葡萄糖浓度（mg/mL） | 0.0204 | 0.0305 | 0.0407 | 0.0509 | 0.0712 | 0.0916 |
| $A_{490}$ | 0.3222 | 0.4481 | 0.6225 | 0.7502 | 1.0313 | 1.3067 |

在不同软化条件下，100120制得的饮片总提取液中总多糖含量较少，100360、120030制得的饮片总提取液中总多糖含量相近，软化处理可以增加饮片提取时多糖的释放量（表2-9）。

表2-9 不同软化方法的饮片总提取液总多糖提取量（g）

| 炮制条件 | 总多糖提取量 |
|---|---|
| 100120 | 0.2610 |
| 100360 | 0.3092 |
| 120030 | 0.3143 |
| 未炮制（UP） | 0.0703 |

对比不同软化方法，综合考虑饮片提取液中柚皮苷提取率、总黄酮、总固体物和总多糖含量，100 ℃常压蒸制120 min（100120）制得的饮片在提取后各成分释放效果相对较差，100 ℃常压蒸制360 min（100360）、120 ℃高压蒸制30 min（120030）制得的饮片各成分释放效果相近。蒸制能够显著提高饮片冲泡时成分的释放量，蒸汽具有较好的穿透力，能够快速软化饮片，同时高温下饮片结构发生重组，有利于成分溶出。高压蒸制的时间远小于常压蒸制，高压环境下水蒸气的穿透能力更

强,且高压蒸制在温度上还能进一步优化以提高饮片成分释放效果。综合考虑,选择高压蒸制作为软化方法,能够快速且显著提高饮片各成分释放效率。

## 二、软化工艺温度的单因素优化

以饮片提取液柚皮苷提取率及总黄酮、总多糖、总固体物含量为指标,对高压蒸制方法的温度进一步优化。

### 【实验方法】

称取20 g沙田柚干片,放入高压锅中,参考高压锅温度可控范围100～139 ℃,分别对高压蒸制的110 ℃、120 ℃、130 ℃ 3个温度进行考察,控制蒸制时间为30 min,进行软化,制得饮片,各温度条件平行3次实验。按照本章第一节的提取工艺,将饮片以固液比1∶60的比例加入开水,提取5次,每次20 min,合并5次提取液作为总提取液。测定饮片每次提取液中柚皮苷含量,以及总提取液中总黄酮、总多糖、总固体物含量,计算柚皮苷提取率。

### 【实验结果】

对比110 ℃、120 ℃、130 ℃ 3个软化温度,随着温度的提高,饮片的柚皮苷释放效果变好,130 ℃高压蒸制30 min(编号:130030)的饮片柚皮苷的释放效果最佳。前2次提取液中柚皮苷浓度较高（图2-8），5次提取后130030制得的饮片累计柚皮苷的提取率达到73.63%（表2-10）。

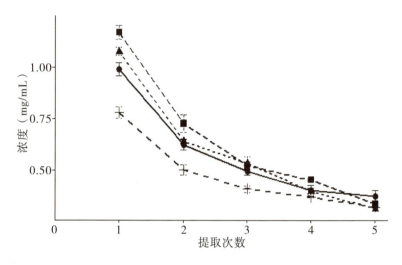

图2-8　不同软化温度的饮片提取液中柚皮苷浓度

表2-10　多次提取的累计柚皮苷提取率（%）

| 炮制条件 | 提取次数 | | | | |
|---|---|---|---|---|---|
| | 1 | 2 | 3 | 4 | 5 |
| 110030 | 21.76 | 36.00 | 47.35 | 56.69 | 65.44 |
| 120030 | 24.08 | 38.95 | 51.34 | 60.63 | 67.92 |
| 130030 | 26.16 | 43.02 | 55.20 | 63.77 | 73.63 |
| 未炮制（UP） | 17.34 | 28.83 | 38.20 | 46.85 | 54.39 |

对比 110 ℃、120 ℃、130 ℃ 3 个软化温度，编号 130030 的饮片提取时总黄酮的释放效果最佳，总提取液总黄酮提取量达到 3.7829 g（表 2-11）。4 种黄酮中柚皮苷的占比最大，不同软化温度对野漆树苷和柚皮苷的溶出影响较大，温度越高，两者的量越多。

表 2-11 不同软化温度的饮片总提取液总黄酮提取量（g）

| 炮制条件 | 新北美圣草苷 | 野漆树苷 | 柚皮苷 | 柚皮素 | 总黄酮 |
| --- | --- | --- | --- | --- | --- |
| 110030 | 0.0194 | 0.0158 | 3.3274 | 0.0035 | 3.3661 |
| 120030 | 0.0092 | 0.0186 | 3.4536 | 0.0125 | 3.4939 |
| 130030 | 0.0109 | 0.0219 | 3.7437 | 0.0064 | 3.7829 |
| 未炮制（UP） | 0.0166 | 0.0117 | 2.7642 | 0.0047 | 2.7979 |

对比 110 ℃、120 ℃、130 ℃ 3 个软化温度，编号 130030 的饮片总提取液中总固体物含量和总多糖提取量最多，分别为 51.87% 和 0.5012 g。随着温度的升高，总多糖提取量明显增加（表 2-12）。

表 2-12 不同软化温度的饮片总多糖提取量和总固体物含量

| 炮制条件 | 总固体物含量（%） | 总多糖提取量（g） |
| --- | --- | --- |
| 110030 | 50.45 | 0.1493 |
| 120030 | 51.69 | 0.3143 |
| 130030 | 51.87 | 0.5012 |
| 未炮制（UP） | 47.05 | 0.0703 |

本实验对比了 3 个软化温度（110 ℃、120 ℃、130 ℃）制得的饮片提取液中柚皮苷提取率及总黄酮、总固体物和总多糖 4 个指标，其中 130 ℃高压蒸制制得的饮片的 4 个指标均为最优，故选择 130 ℃作为高压蒸制的温度。

## 三、软化工艺时间的单因素优化

以饮片提取液中柚皮苷提取率及总黄酮、总多糖、总固体物含量作为指标，对高压蒸制方法的时间进一步优化，得到最佳软化时间。

### 【实验方法】

称取 20 g 沙田柚干片，放入高压锅中，分别对高压蒸制时间 30 min、45 min、60 min、75 min 进行考察，控制蒸制温度 130 ℃，进行软化，制得饮片，各时间条件平行 3 次实验。按照本章第一节的提取工艺，将饮片以固液比 1∶60 的比例加入开水，提取 5 次，每次 20 min，合并 5 次提取液作为总提取液。测定饮片每次提取的提取液中柚皮苷含量，以及总提取液中总黄酮、总多糖、总固体物含量，计算柚皮苷提取率。

### 【实验结果】

对比不同软化时间（30 min、45 min、60 min、75 min）饮片提取液中柚皮苷含量，不同软化时间的提取液中柚皮苷累计提取率差别较小（表2-13），每次提取的提取液中各软化时间的柚皮苷浓度相似，曲线基本重合（图2-9）。

表2-13 多次提取的累计柚皮苷提取率（%）

| 炮制条件 | 提取次数 | | | | |
| --- | --- | --- | --- | --- | --- |
|  | 1 | 2 | 3 | 4 | 5 |
| 130030 | 26.16 | 43.02 | 55.20 | 63.77 | 73.63 |
| 130045 | 25.33 | 41.68 | 54.77 | 64.97 | 72.55 |
| 130060 | 25.65 | 40.19 | 53.82 | 64.33 | 72.38 |
| 130075 | 26.71 | 41.98 | 53.97 | 63.51 | 69.94 |
| UP | 17.34 | 28.83 | 38.20 | 46.85 | 54.39 |

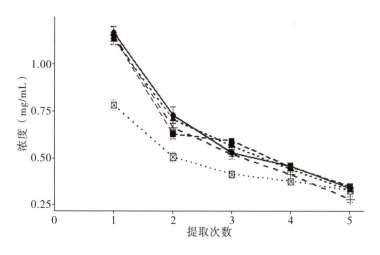

图2-9 不同软化时间的饮片提取液柚皮苷浓度

130030代表软化温度130℃，时间30 min；130045代表软化温度130℃，时间45 min；130060代表软化温度130℃，时间60 min；130075代表软化温度130℃，时间75 min；UP为未炮制。

对比不同软化时间(30 min、45 min、60 min、75 min)的饮片总提取液总黄酮提取量,软化时间对总黄酮的提取量影响较小(表2-14)。

表2-14  不同软化时间的饮片总提取液总黄酮提取量(g)

| 炮制条件 | 新北美圣草苷 | 野漆树苷 | 柚皮苷 | 柚皮素 | 总黄酮 |
| --- | --- | --- | --- | --- | --- |
| 130030 | 0.0198 | 0.0162 | 3.4090 | 0.0036 | 3.7829 |
| 130045 | 0.0132 | 0.0141 | 3.6411 | 0.0137 | 3.6820 |
| 130060 | 0.0125 | 0.0205 | 3.6803 | 0.0216 | 3.7350 |
| 130075 | 0.0281 | 0.0198 | 3.5561 | 0.0361 | 3.6401 |
| UP | 0.0166 | 0.0117 | 2.7642 | 0.0047 | 2.7979 |

对比软化时间45 min、60 min、75 min的饮片总提取液中总固体物含量,3个软化时间的总固体物含量差别不大,均大于130030(高压蒸制,130 ℃,30 min)的51.87%。45 min、60 min、75 min 3个软化时间的饮片总提取液总多糖提取量差别较小,均大于130030的0.5012 g(表2-15)。

表2-15  不同软化时间的饮片总提取液总多糖提取量和总固体物含量

| 炮制条件 | 总固体物含量(%) | 总多糖提取量(g) |
| --- | --- | --- |
| 130030 | 51.87 | 0.5012 |
| 130045 | 54.94 | 0.5619 |
| 130060 | 55.32 | 0.5664 |
| 130075 | 54.75 | 0.5654 |
| UP | 47.05 | 0.0703 |

上述研究比较了不同软化时间对饮片成分释放的影响。结果显示不同软化时间（30 min、45 min、60 min、75 min）对黄酮的释放影响不大，软化时间 45 min、60 min、75 min 的饮片总提取液中总固体物和总多糖提取量基本无差异，均优于软化时间 30 min 的饮片。综合实验结果和生产耗能考虑，选取软化时间 45 min 最佳，能够以最短的炮制时间达到饮片各成分最大溶出的效果。

## 四、饮片性状

对比不同软化工艺条件的饮片性状，分析不同软化条件对饮片外观性状的影响及其变化。

在软化工艺温度和时间两个因素中，温度对饮片成分释放和颜色的影响较大，温度越高，饮片颜色褐变程度越大，饮片提取时成分释放效果越好（图 2-10d、图 2-10e、图 2-10f）。时间对饮片成分释放和颜色影响较小（图 2-10f、图 2-10g、图 2-10h、图 2-10i）。软化后饮片颜色发生褐变，说明饮片在高温炮制过程中发生了美拉德反应[83-85]。

# 柚果饮片的炮制工艺

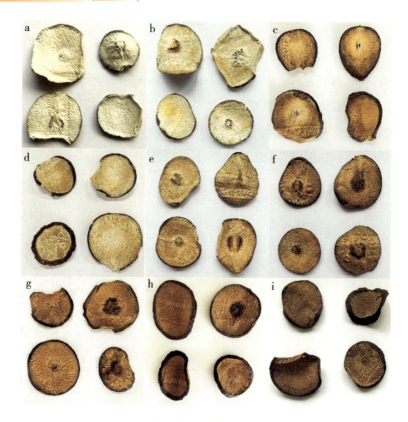

图 2-10 不同软化条件的饮片外观

a：未炮制；b：100 ℃，120 min；c：100 ℃，360 min；d：110 ℃，30 min；e：120 ℃，30 min；f：130 ℃，30 min；g：130 ℃，45 min；h：130 ℃，60 min；i：130 ℃，75 min。

对比不同软化温度制得的饮片提取后的结构特点，随着温度的升高，饮片结构变化明显。未炮制的饮片在提取后拉扯时具有韧性，不易撕裂（图 2-11a）；110 ℃下软化的饮片提取后完整性较好，失去韧性（图 2-11b）；120 ℃和 130 ℃下软化的饮片提取后触碰容易裂开，130 ℃下软化的饮片的结构松散程度更高一些（图2-11c、图2-11d）。随着软化温度的提高，饮片结构破坏程度增加。

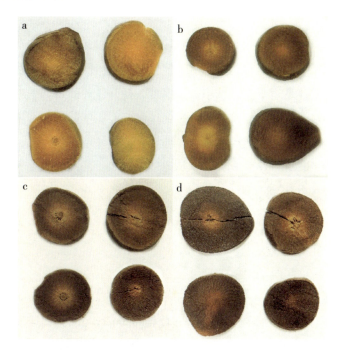

图2-11 不同软化温度的饮片提取后的外观
a：未炮制；b：110 ℃；c：120 ℃；d：130 ℃。

综合上述研究，得到最优的软化工艺如下：高压蒸制，温度130 ℃，时间45 min。该工艺耗时短，所得饮片在提取时成分释放效果好。软化温度的提高导致饮片内部结构明显变化可能是饮片成分释放提高的原因，后期可对饮片结构进行微观观察加以验证。饮片香味在炮制后发生改变，说明软化过程中香味物质发生变化。

## 第三节　柚果饮片炮制过程中压制工艺研究

柚果饮片的炮制工艺包括软化、压制、干燥三部分，本节对压制工艺的参数进行优化。饮片软化后进一步压制，能够使饮片延展，整体变得平整，减小饮片厚度，提升饮片外观。采用电动卧式加热对辊机对饮片压制工艺的压制温度、压制厚度、压制方式进行研究，比较不同压制条件的饮片外观性状。

### 【实验材料】

（一）仪器

万分之一电子分析天平（ME204，瑞士 Mettler Toledo 公司）；鼓风式干燥箱（UFE-500，德国 Memmert 公司）；运油式模温箱（JSYW-9，深圳市永兴业装备科技有限公司）；电动卧式加热对辊机（DG-WZ100-R，深圳市永兴业精密机械模具有限公司）。

（二）实验样品

将沙田柚干片（产地：梅州，批次：20201006）按照本章第二节的软化工艺处理，即得。

## 【实验方法】

样品放入电动卧式加热对辊机中,调节机器的压片厚度和压制温度,压制,制得饮片。具体操作:①压制厚度:参考市售的化橘红饮片,大部分厚度范围为 1.0～4.0 mm,电动卧式对辊机的压片厚度可调范围为 0～2.0 mm,所以压片预设厚度范围为 1.0～2.0 mm,室温压制。②压制温度:根据电动卧式对辊机温度范围,选择室温至 150 ℃作为研究范围。③压制方式:对比一步压制与两步压制。一步压制,直接将饮片压制到预设厚度。两步压制,将饮片的压制过程分为两步,压制厚度逐渐降低至预设厚度。④比较不同压制条件的饮片外观。

## 【实验结果】

### (一) 压制厚度

测试了 1.5 mm、1 mm 两种压制厚度,发现厚度 1.5 mm 下压制强度不足,饮片没有充分延展,整体微曲(图 2-12b)。厚度 1 mm 下压制的饮片表面平整(图 2-12c),所以选择 1 mm 作为压制厚度。

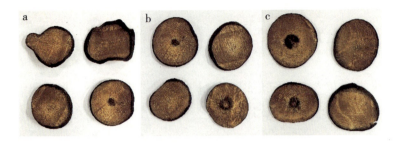

图 2-12　不同压制厚度的饮片外观

a：未压制；b：压制厚度 1.5 mm；c：压制厚度 1 mm。

## （二）压制温度

温度 120 ℃、厚度 1 mm 压制时饮片粘连在辊上，分离时严重破坏饮片的完整性（图 2-13a），饮片有焦糊味。温度 80 ℃、厚度 1 mm 压制时饮片粘连在辊上，分离时破坏饮片完整性，破坏程度低于 120 ℃ 下压制的饮片（图 2-13b）。室温和厚度 1 mm 压制时饮片部分粘连在辊上，分离时对饮片的完整性破坏程度小（图 2-13c）。饮片加热压制后变硬，在压制过程中饮片水分减少，且饮片表面较室温压制在视觉上和触觉上更为光滑。软化后的饮片含有较多的水分，是压制时饮片粘连的原因，温度越高，饮片粘连越强；粘连会导致饮片难以脱落，不利于生产的连续作业，并且在剥离饮片时会破坏饮片的完整性。

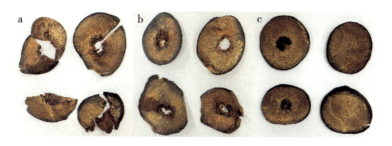

图 2-13　不同压制温度的饮片外观

a：120 ℃；b：80 ℃；c：室温。

## （三）压制方式

为解决饮片粘连问题，决定采用两步压制的方式，通过逐步降低压制厚度（第一次压制厚度 1.5 mm，第二次压制厚度 1 mm），有效减少压制时饮片与压片机的粘连，减少对饮片完整性的破坏。120 ℃压制时粘连较严重（图 2-13a），饮片有焦煳味，不采用该温度。80 ℃两步压制时，饮片有部分粘连，分离时对饮片完整性破坏程度小（图 2-14b）。室温下两步压制时，饮片有小部分粘连，分离时不破坏饮片完整性，饮片外观较好（图 2-14c）。两步压制通过逐步降低压制厚度，减小压制时饮片与辊间的压力，从而减少了饮片粘连。

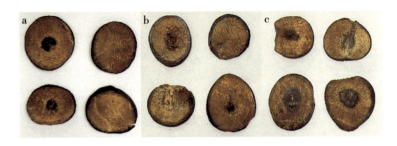

图 2-14 不同压制方式的饮片外观

a：室温，一步压制；b：80 ℃，两步压制；c：室温，两步压制。

（四）小结

本实验对压制工艺的温度、厚度和压制方式进行研究，结合饮片的外观完整性并考虑生产实际，选择室温下两步压制（第一次压制厚度 1.5 mm，第二次压制厚度 1 mm）的方法作为压制工艺，饮片外观较好；经过验证，饮片厚度为 1 mm。压制后的饮片仍然含有一定水分，加热压制虽然能够在压制时去除饮片的水分，但干燥程度仍未达到要求，饮片仍然柔软，需要进一步干燥。

# 第四节　柚果饮片炮制过程中干燥工艺研究

柚果饮片的炮制工艺包括软化、压制、干燥三部分，本节对干燥方法及其参数进行优化，以饮片提取液的柚皮苷提取率及总黄酮、总多糖、总固体物含量为考察指标。压制后的饮片含有一定水分，为保证饮片能够长期存放，参考《广东省中药材标准》

第 2 册对柚果药材的水分要求,将饮片的含水量干燥至 13% 以下。本节对饮片的干燥方法及其参数进行优化,得到一种对饮片成分影响小、干燥效果好并具有可行性的干燥工艺。

## 【实验材料】

### (一) 仪器

万分之一电子分析天平(ME204,瑞士 Mettler Toledo 公司);十万分之一电子分析天平(MS205DU,瑞士 Mettler Toledo 公司);超纯水器(Arium mini,美国 Satorius 公司);pH 计(FE28,Five Easy Plus);多功能离心机(5430R 型,加拿大 Eppendorf 公司);高速多功能粉碎机(800Y,西厨);恒温水浴锅(HWS-26,上海恒一科技有限公司);电热水壶(MK-H517E2,广东美的厨房电器制造有限公司);鼓风式干燥箱(108L,德国 Memmert 公司);鼓风式干燥箱(UFE-500,德国 Memmert 公司);数控超声波清洗器(KQ500DE,昆山市超声仪器有限公司);高效液相色谱仪(Agilent1260 型、G1311B 单四元泵、G1329B 自动进样器、G1316A 柱温箱、G1315D 检测器、OPENLAB CDS Chem Station Edition 数据处理软件,美国 Agilent 公司);色谱柱(Walex, Ultimate XB-$C_{18}$, 4.6 mm × 250 mm, SN:211604930);紫外分光光度计(Agilent Technologies, Cary 60 UV-vis,分析软件:Cary Adavanced Reads Application、Cary Scan Application);微波炉(P70D20TL-D4,格兰仕);运油式模温箱(JSYW-9,深圳市永兴业装备科技有限公司);电动卧式加

热对辊机（DG-WZ100-R，深圳市永兴业精密机械模具有限公司）；EVO 扫描电镜（EVO MA 10，德国卡尔蔡司公司）；临界点干燥仪（EM CPD300，德国徕卡公司）。

（二）试剂

甲醇（2000601，分析纯，天津市大茂化学试剂厂）；冰醋酸（C11554293，色谱级，Macklin）；甲醇（U8MG1H，色谱级，Honeywell）；浓硫酸（20210406 20，分析纯，广州化学试剂厂）；食用酒精（20201225，纯度：95%，广州东征化玻仪器有限公司）；苯酚（20050203，分析纯，广州光华化学厂有限公司）；无水乙醇（C11548607，药用级，Macklin）；甲醛（20200703，37.0%～40.0%，广州化学试剂厂）；柚皮苷（批号：110722-201815，纯度：91.7%，中国食品药品检验研究院）；D-无水葡萄糖（批号：110833-201908，纯度：99.8%，中国食品药品检验研究院）。

（三）实验样品

沙田柚干片（产地：梅州，批次：20201006）。

## 【实验部分】

### （一）微波干燥与恒温干燥的比较

**1. 微波干燥**

将样品按照前述软化工艺和压制工艺进行处理，然后放入微波炉中，设定功率与时间，根据设备微波功率可控范围，分别设定微波功率 600 W、400 W，控制时间 2 min，进行干燥，制得饮片，各微波功率条件平行 3 次实验。

**2. 恒温干燥**

将样品按照前述软化工艺和压制工艺进行处理，然后放入烘箱中，分别设定温度 60 ℃、100 ℃，控制时间 3 h，进行干燥，制得饮片，各温度条件平行 3 次实验。

按照前述优化的提取工艺，将饮片以固液比 1∶60 的比例加入开水，提取 5 次，每次 20 min，合并 5 次的提取液作为总提取液。测定每次提取液中柚皮苷含量，以及总提取液中总黄酮、总多糖、总固体物含量，计算柚皮苷提取率。比较不同干燥条件的饮片外观性状。

在不同干燥条件中，130 ℃ 高压蒸制 45 min，室温两步压制，微波功率 600 W 干燥 2 min（130045 + R + MW600）的饮片在前 3 次提取中柚皮苷释放量较多（图 2 - 15），累计柚皮苷释放率最高，达到 89.45%（表 2 - 16）。130 ℃ 高压蒸制 45 min，60 ℃ 恒温干燥 3 h（130045 + OD60）与 130 ℃ 高压蒸制 45 min，室温两步压制，60 ℃ 恒温干燥 3 h（130045 + R + OD60）相比，不同点在于后者经过压制处理,压制能够大幅度提高提取时柚皮苷释放效率(图2-15、表2-16)。

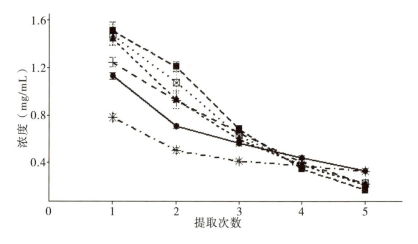

图2-15  不同干燥方法的饮片提取液柚皮苷浓度

130045:高压蒸制,130 ℃,45 min;R:室温两步压制;MW600:微波干燥,600 W;OD60:恒温干燥,60 ℃;UP:未炮制。

表2-16  多次提取累计柚皮苷提取率(%)

| 炮制条件 | 提取次数 | | | | |
|---|---|---|---|---|---|
| | 1 | 2 | 3 | 4 | 5 |
| 130045 + R + MW400 | 32.27 | 53.79 | 67.51 | 76.20 | 81.10 |
| 130045 + R + MW600 | 33.82 | 61.89 | 77.65 | 86.64 | 89.45 |
| 130045 + R + OD60 | 33.10 | 58.03 | 72.60 | 81.21 | 86.44 |

续上表

| 炮制条件 | 提取次数 | | | | |
|---|---|---|---|---|---|
| | 1 | 2 | 3 | 4 | 5 |
| 130045 + R + OD100 | 27.93 | 49.29 | 64.35 | 73.63 | 78.70 |
| 130045 + OD60 | 25.33 | 41.68 | 54.77 | 64.97 | 72.55 |
| UP | 17.34 | 28.83 | 38.20 | 46.85 | 54.39 |

在不同的干燥方法中，130045 + R + MW600 的饮片总提取液总黄酮提取量最高，达到 4.5628 g（表 2 - 17）。4 种黄酮中不同的干燥方法对柚皮苷和野漆树苷的溶出影响较大。130045 + OD60 与 130045 + R + OD60 相比，压制能够大幅度提高 4 种黄酮的释放量（表 2 - 17）。

表 2 - 17　不同干燥方法的饮片总提取液总黄酮提取量（g）

| 炮制条件 | 新北美圣草苷 | 野漆树苷 | 柚皮苷 | 柚皮素 | 总黄酮 |
|---|---|---|---|---|---|
| 130045 + R + MW400 | 0.0310 | 0.0174 | 4.0646 | 0.0250 | 4.1380 |
| 130045 + R + MW600 | 0.0345 | 0.0241 | 4.4806 | 0.0237 | 4.5628 |
| 130045 + R + OD60 | 0.0314 | 0.0174 | 4.3320 | 0.0221 | 4.4029 |
| 130045 + R + OD100 | 0.0323 | 0.0161 | 3.9455 | 0.0213 | 4.0152 |
| 130045 + OD60 | 0.0132 | 0.0141 | 3.6411 | 0.0137 | 3.6820 |
| UP | 0.0166 | 0.0117 | 2.7642 | 0.0047 | 2.7979 |

在不同的干燥方法中，130045 + R + OD60 的饮片总提取液中总固体物和总多糖含量最高，分别为 70.34% 和 0.7817 g，与 130045 + R + MW600 的差别较小（表 2 - 18）。130045 + OD60 与 130045 + R + OD60 相比，压制能够大幅度提高饮片总固体物和

总多糖的溶出（表2-18）。

表2-18　不同干燥方法的饮片提取液多糖和总固体物含量

| 炮制条件 | 总多糖提取量（g） | 总固体物含量（%） |
| --- | --- | --- |
| 130045 + R + MW400 | 0.7280 | 66.39 |
| 130045 + R + MW600 | 0.7566 | 69.73 |
| 130045 + R + OD60 | 0.7817 | 70.34 |
| 130045 + R + OD100 | 0.7502 | 65.54 |
| 130045 + OD60 | 0.5619 | 54.94 |
| UP | 0.0703 | 47.05 |

微波干燥后饮片内部产生空腔，表面变得凹凸不平，饮片外观较差，质地易脆；高功率微波干燥后的饮片内部产生更多空腔，表面凹凸感更加明显（图2-16c、图2-16d）。恒温干燥的饮片内部紧致，表面无明显变化，硬度较大（图2-16a、图2-16b）。

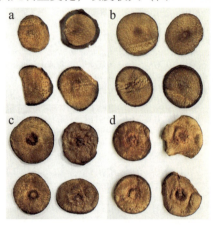

图2-16　不同干燥方法的饮片外观

a：恒温干燥，60 ℃；b：恒温干燥，100 ℃；c：微波干燥，400 W；d：微波干燥，600 W。

本实验对饮片的干燥方法进行研究，综合上述结果发现，功率600 W微波干燥（130045＋R＋MW600）与60 ℃恒温干燥（130045＋R＋OD60）制得的饮片各成分释放效果相差不大，微波干燥的柚皮苷释放效果略胜一筹。恒温干燥中低温比高温更有利于饮片成分的释放，这是由于低温干燥时，内外部干燥速率较为均一，形成较多稳定的水分子孔隙，有利于复水和成分溶出；而高温干燥会导致内外部干燥速率差较大，造成物料外层过硬，内部的水分难以流失，水分子孔隙数量减少，降低了复水时水分子的渗入效率和成分的溶出效率[86]。微波干燥时，与低功率相比，高功率干燥能在饮片内部产生更大的空腔结构，有利于饮片成分溶出。饮片经过压制后各成分在提取过程中释放效率明显提高，压制不仅能够使饮片延展变薄和表面光滑，还能够进一步重构饮片结构，有利于饮片成分溶出。经过压制的饮片在提取后相较于未压制的饮片，饮片结构更松散，提取时产生更多的絮状碎片。考虑到微波干燥方法具有时间短、效果好的优点，采用微波干燥作为饮片炮制工艺的干燥方法。

## （二）微波干燥方法优化

高功率微波干燥的饮片在提取时成分的释放效果最佳且时间短，但微波干燥后饮片的表面凹凸不平，外观较差。对此本节研究提出解决方案：调整工艺顺序，软化后的饮片先进行微波干燥，干燥刚结束状态下饮片由于温度较高，仍然具有一定柔性，将此时的饮片进行压制，待冷却后得到质地较硬的饮片。本方法需要对微波干燥的时间进行考察，以达到所需的饮片干燥状态。

对比该工艺顺序（软化、干燥、压制）和原工艺顺序（软化、压制、干燥）在饮片成分释放效果上是否有差异。确定炮制工艺后测定饮片的柚皮苷含量，比较炮制前后柚皮苷是否有流失。

### 1. 微波干燥时间优化

取沙田柚干片按照本章第二节的软化工艺进行处理，然后放入微波炉中，设定不同干燥时间 30 s、40 s、50 s、60 s，控制微波功率 600 W，进行干燥，然后按照本章第三节压制工艺进行处理，制得饮片，考察不同饮片干燥程度和外观是否符合要求。

对比不同的微波干燥时间（30 s、40 s、50 s、60 s）的饮片，干燥时间 30 s 的饮片干燥程度不足，压制后较为柔软；干燥时间 60 s 的饮片干燥后快速变硬，压制时饮片易脆裂；干燥时间 40 s 和 50 s 干燥效果较优，干燥结束时饮片具有一定柔性，压制后冷却，饮片质地变硬，干燥程度较好。干燥时间 50 s 的饮片水分含量较低（表 2-19），选择 50 s 作为微波干燥的时间。

表 2-19 饮片水分含量

| 干燥时间（s） | 平均值（%） |
| --- | --- |
| 0 | 16.43 |
| 40 | 10.46 |
| 50 | 9.53 |

### 2. 不同工艺顺序的饮片提取时成分释放差异

按照前述优化的提取工艺，将不同工艺顺序的饮片以固液比 1∶60 的比例加入开水，提取 5 次，每次 20 min，合并 5 次的提取液作为总提取液。测定每次提取液中柚皮苷含量，以及总提取液中总黄酮、总多糖、总固体物含量及饮片中柚皮苷含量与水分；比较不同工艺顺序制得的饮片外观性状。

比较 130 ℃ 高压蒸制 45 min，然后微波功率 600 W 下干燥 50 s，最后室温下两步压制（130045 + MW600 + R）和 130 ℃ 高压蒸制 45 min，然后室温下两步压制，最后微波功率 600 W 下干燥 2 min（130045 + R + MW600）两种不同工艺顺序的结果，发现 130045 + MW600 + R 5 次提取的累计柚皮苷提取率比 130045 + R + MW600 的略低，为 83.81%（表 2 – 20）。但在初次提取的提取液中，130045 + R + MW600 的柚皮苷浓度比 130045 + MW600 + R 低（图 2 – 17），推测是由于 130045 + R + MW600 的饮片在微波干燥时，内部产生较多空腔，饮片初次提取时悬浮在液面上，复水的速率较慢，减缓了成分的溶出，当第二次提取时饮片基本复水，饮片在提取液底部，成分的溶出效率变快。

表 2 – 20　多次提取累计柚皮苷提取率（%）

| 炮制条件 | 提取次数 | | | | |
|---|---|---|---|---|---|
| | 1 | 2 | 3 | 4 | 5 |
| 130045 + MW600 + R | 36.76 | 61.97 | 73.72 | 80.07 | 83.81 |
| 130045 + R + MW600 | 33.82 | 61.89 | 77.65 | 86.64 | 89.45 |
| UP | 17.34 | 28.83 | 38.20 | 46.85 | 54.39 |

## 柚果饮片的炮制工艺

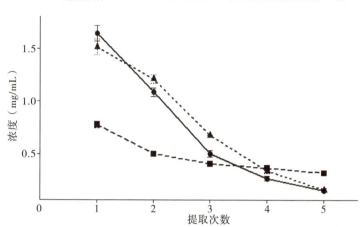

**图 2-17  不同工艺顺序的饮片提取液柚皮苷浓度**

130045：高压蒸制，130 ℃，45 min；R：室温下两步压制；MW600：微波干燥，600 W；UP：未炮制。

两种不同工艺顺序中，130045 + MW600 + R 的饮片总提取液总黄酮提取量比 130045 + R + MW600 的略低，为 4.2713 g，其他 4 种也有所下降（表 2-21）。

**表 2-21  不同工艺顺序的饮片总提取液总黄酮提取量（g）**

| 炮制条件 | 新北美圣草苷 | 野漆树苷 | 柚皮苷 | 柚皮素 | 总黄酮 |
| --- | --- | --- | --- | --- | --- |
| 130045 + MW600 + R | 0.0312 | 0.0198 | 4.1968 | 0.0233 | 4.2713 |
| 130045 + R + MW600 | 0.0345 | 0.0241 | 4.4806 | 0.0237 | 4.5628 |
| UP | 0.0166 | 0.0117 | 2.7642 | 0.0047 | 2.7979 |

两种不同工艺顺序中，130045 + MW600 + R 的饮片总提取液总固体物含量和总多糖提取量比 130045 + R + MW600 的略低，

分别为 68.56% 和 0.7195 g（表 2-22）。

表 2-22 不同工艺顺序的饮片总提取液总多糖提取量和总固体物含量

| 炮制条件 | 总多糖提取量（g） | 总固体物含量（%） |
| --- | --- | --- |
| 130045 + R + MW600 | 0.7566 | 69.73 |
| 130060 + MW600 + R | 0.7195 | 68.56 |
| UP | 0.0703 | 47.05 |

先微波干燥后压制的工艺顺序（软化、干燥、压制）能够解决微波干燥带来的饮片表面凹凸不平的问题（图 2-18b、图 2-18c）。此外，研究发现微波干燥后饮片含水量减少，大大改善了饮片压制时粘连的问题。结合本章第三节对压制工艺的温度考察结果，提高压制温度至 80 ℃ 进行压片，饮片基本不粘连，完整性良好，加热压制的饮片表面触感上更为光滑，而且可以进一步减少饮片水分含量，所以调整压制工艺的压制温度为 80 ℃（图 2-18a）。

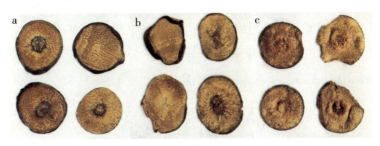

图 2-18 不同工艺顺序的饮片外观

a：软化、干燥、压制（80 ℃）；b：软化、干燥、压制（室温）；c：软化、压制（室温）、干燥。

本节对炮制工艺的顺序进行调整并对两种不同工艺顺序（软化、压制、干燥和软化、干燥、压制）的饮片的成分释放效果和饮片外观性状进行比较。两种不同的工艺顺序中，先干燥后压制的工艺顺序解决了微波干燥带来的饮片表面凹凸不平的问题，饮片外观性状较好，保留了微波干燥时间快、效果好的优点，减少了饮片压制时粘连的问题，有利于生产时的连续作业，但该工艺顺序会略微降低饮片中各成分（黄酮、总固体物、多糖）的溶出，可能是由于压制时将微波干燥产生的内部疏松结构压为致密的结构，阻碍了饮片成分的溶出，或者是由于干燥后饮片的水分含量减少，饮片硬度增加，减弱了压制时饮片的延展性，减少了压制对饮片内部结构的破坏程度。综合考虑实际生产的可行性、饮片外观、饮片成分释放效果，采用调整后的工艺顺序（软化、干燥、压制）更合适。炮制后的饮片柚皮苷含量平均值为 27.60%，水分平均值为 9.48%，原料柚皮苷含量为 27.53%，两者的柚皮苷含量基本一致，该炮制工艺不会造成柚皮苷的流失，且饮片水分含量符合要求。

本节对饮片的干燥工艺进行优化，整合前述软化工艺和压制工艺优化结果，得到最终的柚果饮片炮制工艺为：130 ℃高压蒸制 45 min，然后 600 W 微波干燥 50 s，最后 80 ℃下两步压制（第一次压制厚度 1.5 mm，第二次压制厚度 1 mm）。

## 第五节　饮片扫描电镜观察

扫描电镜观察不同软化温度处理的饮片提取后的微观结构，以及炮制工艺中不同阶段的饮片微观结构，分析饮片提取时成分释放效果与饮片结构变化之间的关系。

## 【实验方法】

**1. 不同软化温度的饮片**

选取软化工艺中温度 110 ℃、120 ℃、130 ℃ 制得的饮片和未炮制的饮片分别放入烧杯中,加入适量的开水,在 30 ℃ 水浴中浸泡 4 h,即得。

**2. 炮制工艺中不同阶段的饮片**

未炮制饮片;130 ℃ 高压蒸制 45 min(130045)制得的饮片;130 ℃ 高压蒸制 45 min,然后 600 W 微波干燥 50 s(130045 + MW600)制得的饮片;130 ℃ 高压蒸制 45 min,然后 600 W 微波干燥 50 s,最后 80 ℃ 下两步压制(130045 + MW600 + R)制得的饮片。

**3. 扫描电镜样品制备**

(1)切片:在柚子皮下 1 cm 处切成约 1 cm × 0.5 cm × 0.2 mm 大小的小片,将切片分为沿纤维径向观察和沿纤维切向观察两组。

(2)固定:切片放入 FAA 固定液(5 mL 38% 甲醛 + 90 mL 70% 乙醇 + 5 mL 冰醋酸)中室温固定 12 h。

(3)水洗:将切片从固定液中取出,用自来水冲洗 12 h。

(4)脱水:将切片依次放入一系列浓度的乙醇溶液(浓度为 30%、50%、70%、80%、95% 及无水乙醇)中,分别脱水 20 min、30 min、40 min、50 min、60 min、60 min。

(5)临界点干燥:脱水后的切片马上放入临界点干燥仪中干燥。

（6）喷金：将切片放入液氮中浸泡，取出后按照分组，分别从纤维径向或纤维切向迅速脆断切片，放置于贴有导电胶的铁片上固定，断面朝上，用导电胶搭桥，喷粗金。

（7）观察：扫描电子显微镜上机观察，在 10.0 kV 下选取放大倍数 150 倍。

## 【实验结果】

（一）不同软化温度的饮片提取后的微观结构

软化工艺研究中发现，软化温度越高，饮片提取时成分释放效果越好，饮片提取后结构越松散。对不同软化温度的饮片提取后扫描电镜观察发现，随着温度的升高，薄壁细胞间出现很多空腔结构，在图 2-19 中红色箭头所指的是空腔结构在饮片沿纤维切向断裂时观察到的形态，表现为黑色孔洞；黄色箭头所指的是空腔结构在饮片沿纤维径向断裂时观察到的形态，为凹陷长条形腔体。软化温度120 ℃和130 ℃的饮片在液氮脆断时，细胞没有被撕裂，断面在细胞间形成（图 2-19e、图 2-19f、图 2-19g、图 2-19h），高温会导致细胞间的连接减弱，细胞结构松散，宏观上表现为饮片提取后结构变得松散。随着软化温度的升高，薄壁细胞的细胞壁和细胞膜的破损程度增加，细胞皱缩，形成更多的空腔结构，有利于水分子的渗透和黄酮、多糖、蛋白等成分的溶出。

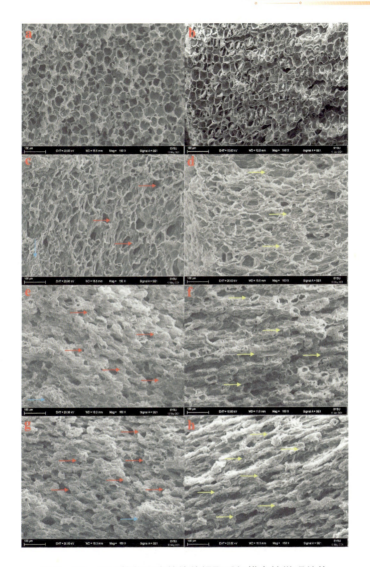

**图2-19 不同软化温度的饮片提取后扫描电镜微观结构**

a、c、e、g：断面在纤维径向；b、d、f、h：断面在纤维切向。

a、b：未炮制；c、d：110 ℃；e、f：120 ℃；g、h：130 ℃。

红色箭头、黄色箭头：薄壁细胞间空腔；蓝色箭头：维管束细胞。

(二) 炮制工艺中不同阶段的饮片的微观结构

前述炮制工艺优化实验发现高压蒸制、微波干燥以及压制都能提高饮片的成分溶出。高压蒸制后饮片的薄壁细胞间空隙增加(图2-20c、图2-20d中红色箭头和黄色箭头所指),细胞壁和细胞膜受损,有利于提高成分释放效率。微波干燥后饮片内部出现许多较大的空腔(图2-20e、图2-20f中蓝色箭头所指),微波干燥时微波的能量转化为水分子的动能,水分子剧烈运动产生大量热量将水分蒸发,同时在饮片内部产生空腔。压制能够进一步改变饮片结构,将饮片内部薄壁细胞间的空隙以及微波干燥产生的空腔全部压紧,饮片内部结构紧致,高压蒸制和微波干燥产生的空腔结构仍然存在,在复水后有利于成分的溶出,宏观上饮片表面变得平整(图2-20g、图2-20h中蓝色箭头所指)。该炮制工艺能大幅度提高饮片成分释放效率的原因主要是对饮片内部结构的重构。

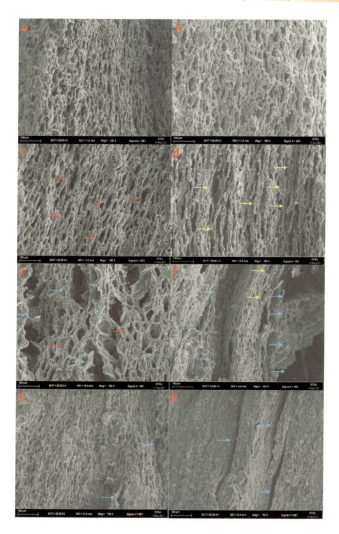

**图 2-20 炮制工艺中不同阶段的饮片扫描电镜微观结构**

a、c、e、g：断面在纤维径向；b、d、f、h：断面在纤维切向。

a、b：未炮制；c、d：高压蒸制；e、f：高压蒸制，微波干燥；g、h：高压蒸制，微波干燥，压制。

红色箭头、黄色箭头：薄壁细胞间空腔；蓝色箭头：微波干燥产生的空腔。

### (三) 小结

扫描电镜结果表明，优化的炮制工艺饮片内部结构发生改变，能够大幅度提高饮片成分释放效果。优化工艺采用现代加工技术和设备，整套工艺生产流程规范，理论上可建成一套饮片生产线，提高生产的连续性和效率。该工艺优化参数仅适用于实验室小试，实际生产过程中需要根据具体情况对工艺参数进行适当调整以达到最佳效果。

## 第六节 柚果饮片炮制工艺及饮片评价

本节对优化的柚果饮片炮制工艺及饮片进行评价，比较优化工艺与传统的柚果饮片炮制工艺的特点，并对饮片的外观、成分释放情况进行比较。对比优化的炮制工艺的自制饮片与多款知名和销量较好的饮片的外观和各成分释放的情况；比较优化工艺炮制前后各成分含量的变化；评价分析优化工艺的优势和不足之处，以及该饮片在市场上是否具有竞争力。

# 第二章 柚果饮片的炮制工艺

## 一、炮制工艺对比

**【实验材料】**

(一) 仪器

万分之一电子分析天平 (ME204, 瑞士 Mettler Toledo 公司); 十万分之一电子分析天平 (MS205DU, 瑞士 Mettler Toledo 公司); 超纯水器 (Arium mini, 美国 Satorius 公司); pH 计 (FE28, Five Easy Plus); 多功能离心机 (5430R 型, 加拿大 Eppendorf 公司); 高速多功能粉碎机 (800Y, 西厨); 恒温水浴锅 (HWS-26, 上海恒一科技有限公司); 电热水壶 (MK-H517E2, 广东美的厨房电器制造有限公司); 鼓风式干燥箱 (108L, 德国 Memmert 公司); 鼓风式干燥箱 (UFE-500, 德国 Memmert 公司); 数控超声波清洗器 (KQ500DE, 昆山市超声仪器有限公司); 高效液相色谱仪 (Agilent1260 型, G1311B 单四元泵、G1329B 自动进样器、G1316A 柱温箱、G1315D 检测器、OPENLAB CDS Chem Station Edition 数据处理软件, 美国 Agilent 公司); 色谱柱 (Walex, Ultimate XB-C$_{18}$, 4.6 mm × 250 mm, SN: 211604930); 紫外分光光度计 (Agilent Technologies, Cary 60 UV-vis, 分析软件: Cary Adavanced Reads Application、Cary Scan Application); 微波炉 (P70D20TL-D4, 格兰仕); 运油式模温箱 (JSYW-9, 深圳市永兴业装备科技有限公司); 电动卧式加热对辊机 (DG-WZ100-R, 深圳市永兴业精密机械模具有限公

司);多功能中药切片机(60-A,青州市精诚医药装备制造有限公司)。

## (二) 试剂

甲醇(2000601,分析纯,天津市大茂化学试剂厂);冰醋酸(C11554293,色谱级,Macklin);甲醇(U8MG1H,色谱级,Honeywell);浓硫酸(20210406 20,分析纯,广州化学试剂厂);食用酒精(20201225,纯度:95%,广州东征化玻仪器有限公司);苯酚(20050203,分析纯,广州光华化学厂有限公司);无水乙醇(C11548607,药用级,Macklin);DPPH(64670,MCE);维生素C(J04A10R84808,HPLC≥99%,上海源叶生物科技有限公司);30%过氧化氢(20180824,分析纯,广州光华化学厂有限公司);硫酸亚铁(分析纯,天津市大茂化学试剂厂);水杨酸(分析纯,天津市大茂化学试剂厂);三氯化铁(20051125,分析纯,广州光华化学厂有限公司);TPTZ(BCCD2024,≥98%,Sigma);无水碳酸钠(20160225,分析纯,天津市大茂化学试剂厂);福林酚试剂(C11335392,生物技术级,Macklin);醋酸钠(C11751648,≥99%,Macklin);盐酸(20200907,36%,分析纯,广州化学试剂厂);柚皮苷(批号:110722-201815,纯度:91.7%,中国食品药品检验研究院);D-无水葡萄糖(批号:110833-201908,纯度:99.8%,中国食品药品检验研究院);没食子酸(批号:DM000801,纯度:HPLC≥99%,中山市成诺生物科技有限公司)。

(三) 样品

实验样品见表 2-23。

表 2-23 实验样品

| 样品 | 批号 | 产地 |
|---|---|---|
| 李橘园 | 2020111 | 广东茂名 |
| 福东海 | A03 | 广东化州 |
| 橘源堂 | 210102 | 广东茂名 |
| 橘星 | 20160418 | 广东化州 |
| 沙田柚 | 20210622 | 广东梅州 |

## 【实验方法】

为更好地评价优化的柚果饮片炮制工艺，将优化工艺与传统的柚果饮片炮制工艺进行比较，分析不同炮制工艺的加工方法、特点。以直径相同的沙田柚鲜果为原料，按照不同的炮制工艺制得饮片，对比不同工艺制得的饮片外观性状及提取液中各成分的释放情况。

(一) 不同柚果饮片炮制工艺比较

查阅文献、书籍、网络信息等资料，了解传统的柚果饮片炮制工艺流程、加工方法、加工设备、参数，并制备其饮片。按照前述优化的柚果饮片炮制工艺制备饮片。

（二）不同炮制工艺的柚果饮片比较

比较不同炮制工艺饮片的外观性状。

对不同炮制工艺的饮片提取液外观进行比较。将不同炮制工艺饮片 5 次提取的提取液加入烧杯中，从左往右依次排列，观察多次提取的提取液颜色变化规律。

对不同炮制工艺的饮片提取液各成分含量进行比较，包括总提取液中总黄酮、总多糖、总固体物含量，平行 3 次实验。

对不同炮制工艺的饮片柚皮苷和水分含量进行比较。

**【实验结果】**

（一）不同柚果饮片炮制工艺比较

传统的柚果饮片炮制工艺：将采摘的鲜柚果烘干至一定程度后贮藏，加工时将干燥的柚果加水闷润或蒸润，待干果完全软化后，切成片状、丝状或者块状，干燥即得（图 2 - 21 右）。采用设备为烘房、碾压机、切片机、蒸箱或闷润锅等。

优化的柚果饮片炮制工艺：将采摘的鲜柚果切片后进行干燥，干燥至一定程度后贮藏，加工时将柚果干片高压蒸制，然后微波干燥至一定程度，最后饮片经过压制后得到成品饮片（图 2 - 21 左）。采用设备为高压锅、微波设备、切片机、烘箱等。

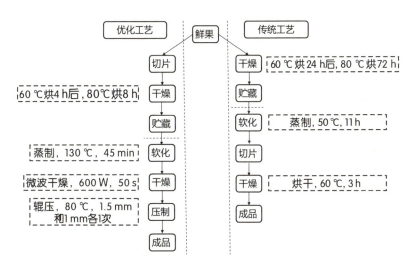

图 2-21　不同的柚果饮片炮制工艺

传统工艺将采摘的鲜果干燥成干果,能长时间保存,方便根据实际生产情况进行生产调整。鲜果干燥通常使用烘房干燥,为保证整果的均匀干燥,干燥温度通常在 60～80 ℃,烘干时间较长。为保证干果均匀软化,通常采用蒸润或闷润的方式,软化时间较长。整体而言传统工艺的生产周期较长,为 110～114 h(图 2-21 右)。现有的炮制工艺采用产地加工和炮制过程一体化的方式,能够将采摘的鲜果直接进行加工和炮制,省去药材软化的过程,减少了药材成分的流失。但该方法也受限于柚果的采摘季节,新鲜的柚果存放的时间短,需要及时炮制,难以持续生产,且该方法的生产时间较长,需要大规模的生产设备满足生产需求,导致设备占地面积较大,生产过程耗能较大[87-88]。

优化工艺以干燥的柚果干片为原料,相较于传统工艺,大大缩短了鲜果的干燥时间,采用先进的现代技术和设备进行加工,高压蒸制利用蒸汽在高压下强大的穿透力快速软化饮片,微波干燥能够快速均匀干燥物料,从而大大缩短生产周期,时间不到传统工艺的1/5,为14～15 h。但该优化工艺采用的高压设备和微波设备价格相对较高,生产过程中需做好防护措施,设备需要定期检查和维护。

## (二) 不同炮制工艺的柚果饮片对比

两种不同的炮制工艺制得的饮片颜色皆为褐色,传统工艺的饮片中间部分褐色程度较低,优化工艺的饮片褐色分布较均匀(图2-22d、图2-22e)。提取后两者饮片的结构变得松散,优化工艺的饮片结构松散程度较高(图2-22f、图2-22g)。未炮制饮片的颜色为黄白色,没有经过长时间的烘干,颜色基本没有褐变(图2-22c)。

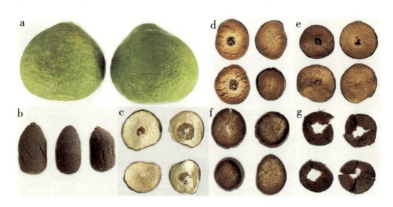

图2-22 不同炮制工艺的饮片外观

a:鲜果;b:干果;c:干片;d:传统工艺的饮片(冲泡前);e:优化工艺的饮片(冲泡前);f:传统工艺的饮片(冲泡后);g:优化工艺的饮片(冲泡后)。

未炮制饮片的提取液颜色为浅黄色（图2-23c）。两种炮制工艺制得的饮片提取液颜色都为红褐色，随着提取次数的增加，提取液颜色变淡（图2-23a、图2-23b）。

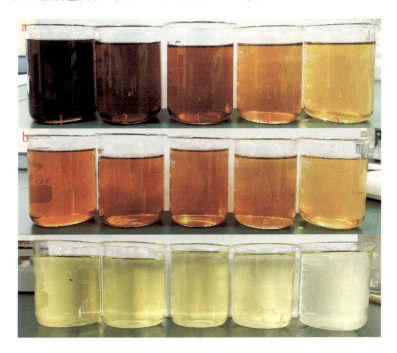

**图2-23　不同炮制工艺的饮片提取液**

a：传统工艺；b：优化工艺；c：未炮制。

两种炮制工艺制得的饮片中柚皮苷含量基本相同，两种饮片柚皮苷在炮制过程中会有轻微流失（表2-24）。结合前面的实验结果，推断优化工艺中鲜果切片干燥的过程会造成柚皮苷的流失，软化、干燥、压制过程没有造成柚皮苷的流失，传统工艺中干果的长时间蒸制会造成柚皮苷的流失。两种工艺制得的饮片含水量均在13%以下，符合标准要求。

## 柚果饮片的炮制工艺

表2-24  不同炮制工艺饮片中柚皮苷和水分含量（%）

| 样品 | 水分 | 柚皮苷 |
|---|---|---|
| 干果 | 5.54 | 6.41 |
| 传统工艺炮制的饮片 | 6.79 | 6.03 |
| 优化工艺炮制的饮片 | 7.48 | 6.05 |

优化工艺饮片的提取液柚皮苷浓度在前2次提取中高于传统工艺的（图2-24），优化工艺饮片的柚皮苷的释放效率明显高于传统工艺，前2次提取的累计柚皮苷提取率大致相当于传统工艺饮片的5次提取（表2-25）。两种工艺饮片柚皮苷释放效果均优于未炮制的饮片（UP）。

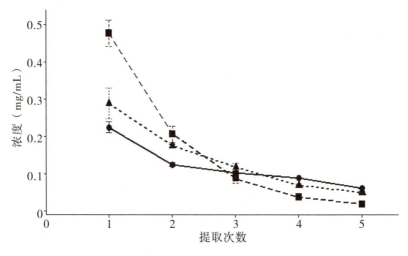

图2-24  不同炮制工艺饮片的提取液柚皮苷浓度

表2-25 多次提取累计柚皮苷提取率（%）

| 工艺 | 提取次数 | | | | |
|---|---|---|---|---|---|
| | 1 | 2 | 3 | 4 | 5 |
| UP | 21.58 | 33.93 | 44.15 | 52.90 | 58.82 |
| 传统工艺 | 29.11 | 47.34 | 59.59 | 66.71 | 71.79 |
| 优化工艺 | 48.83 | 70.55 | 79.67 | 83.53 | 85.28 |

优化工艺饮片总提取液各黄酮成分提取量均高于传统工艺的，优化工艺能有效促进饮片黄酮成分的溶出，总黄酮中基本为柚皮苷（表2-26）。

表2-26 不同炮制工艺饮片总提取液总黄酮提取量（g）

| 工艺 | 新北美圣草苷 | 野漆树苷 | 柚皮苷 | 柚皮素 | 总黄酮 |
|---|---|---|---|---|---|
| UP | — | — | 0.6830 | — | 0.6830 |
| 传统工艺 | — | — | 0.7957 | — | 0.7957 |
| 优化工艺 | 0.0080 | 0.0003 | 0.9324 | 0.0040 | 1.0013 |

优化工艺饮片总提取液中总固体物和总多糖含量均高于传统工艺的（表2-27），优化工艺的饮片提取后结构更为松散，结构破坏程度较高，有利于水溶性成分的溶出。两种工艺饮片的总提取液中总多糖和总固体物含量均高于未炮制的饮片（UP），炮制后的饮片结构都较为松散，炮制有利于饮片水溶性物质的溶出。

表2-27　不同炮制工艺饮片总提取液总多糖提取量和总固体物含量

| 工艺 | 总固体物含量（%） | 多糖提取量（g） |
|---|---|---|
| UP | 38.47 | 0.2440 |
| 传统工艺 | 40.85 | 0.5296 |
| 优化工艺 | 63.97 | 1.9111 |

（三）小结

本实验对优化的柚果饮片炮制工艺和传统的柚果饮片炮制工艺进行比较，优化工艺采用先进的现代加工技术和设备，生产周期较短，且工艺有望实现生产连续化，进行大规模生产，但采用的设备成本较高且对设备的操作人员技术有要求，设备需要定期维护。传统工艺设备操作较为简单，但生产时间较长。优化工艺和传统工艺都会造成轻微程度的柚皮苷流失。两者都有相似的饮片颜色，优化工艺饮片的颜色更为均匀，两者水分含量均达到要求，优化工艺的饮片各成分释放效果优于传统工艺的，优化工艺更能使饮片成分充分溶出，对饮片结构的破坏程度更高。炮制有利于饮片的成分溶出，提高了饮片各成分的利用价值。

二、与市售柚果饮片对比

与销量或知名度较好的饮片从外观、各成分（黄酮、多糖、水溶性固体物）释放情况、柚皮苷含量等方面进行比较，分析自制饮片的优缺点。

## 【实验方法】

自制饮片系按照前述优化工艺制得的饮片。本实验将自制饮片和市售饮片进行对比。

## 【实验结果】

自制饮片与市售饮片在外观上相比,各饮片颜色皆为红褐色,整体平整,表面光滑,完整性好;市售饮片的外圈褐色颜色较深,中间颜色较浅;自制饮片整体颜色均匀[图2-25(A)]。不同的饮片在冲泡后,饮片结构存在不同程度的松散,提取时容易碎裂,产生絮状碎片,其中自制饮片与橘星的饮片松散程度较高(图2-25B)。

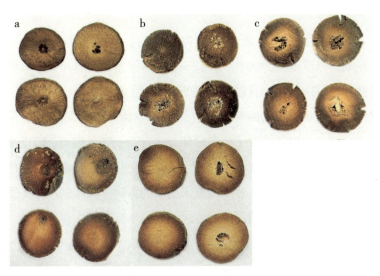

(A)饮片冲泡前

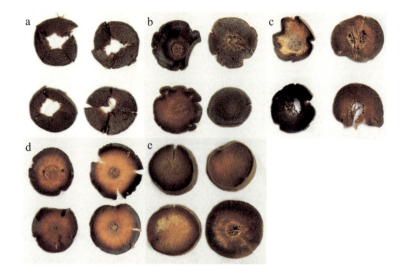

(B) 饮片冲泡后

图 2-25 不同饮片冲泡前（A）和冲泡后（B）的外观

a：自制饮片；b：李橘园饮片；c：橘源堂饮片；d：橘星饮片；e：福东海饮片。

不同品牌的市售饮片尺寸各不相同，直径范围为 2.2 ~ 5.1 cm，厚度范围为 0.1 ~ 0.4 cm，李橘园饮片的直径最小，橘星饮片的厚度最薄，自制饮片的直径较大；除了福东海饮片外，饮片提取后均有较大的舒展（表 2-28）。对比饮片提取前后的尺寸变化，市售饮片除了福东海外，在直径上变化较大，厚度变化较小，自制饮片的直径变化较小，厚度变化较大，这与采用的压制工艺有关，市售饮片采用整果压制的方式，大幅度减小了饮片直径，自制饮片采用压片的方式，大幅度减小了饮片厚度。

表2-28　不同饮片冲泡前后尺寸

| 饮片 | 冲泡前 | | | 冲泡后 | | | 膨胀倍数 |
|---|---|---|---|---|---|---|---|
| | 直径（cm） | 厚度（cm） | 体积（cm$^3$） | 直径（cm） | 厚度（cm） | 体积（cm$^3$） | |
| 自制饮片 | 5.6～5.9 | 0.1 | 2.5～2.7 | 7.0～7.2 | 0.4 | 15.4～17.2 | 6.2～6.4 |
| 李橘园饮片 | 2.2～2.5 | 0.2 | 0.8～1.0 | 4.3～4.4 | 0.3 | 4.4～4.6 | 3.7～4.8 |
| 橘源堂饮片 | 2.5～2.8 | 0.2 | 1.0～1.2 | 5.0～5.8 | 0.3 | 5.9～7.9 | 5.0～5.4 |
| 福东海饮片 | 4.9～5.1 | 0.4 | 7.5～8.2 | 6.7～7.1 | 0.4 | 14.1～15.8 | 1.9～2.0 |
| 橘星饮片 | 2.9～3.0 | 0.1 | 0.6～0.7 | 5.9～6.2 | 0.2 | 5.5～6.0 | 7.3～7.5 |

除福东海的饮片提取液为黄色外，其余4种饮片的提取液皆为红褐色（图2-26）。随着提取次数的增加，提取液的红褐色逐渐变浅，橘星饮片的颜色变化最明显。

## 柚果饮片的炮制工艺

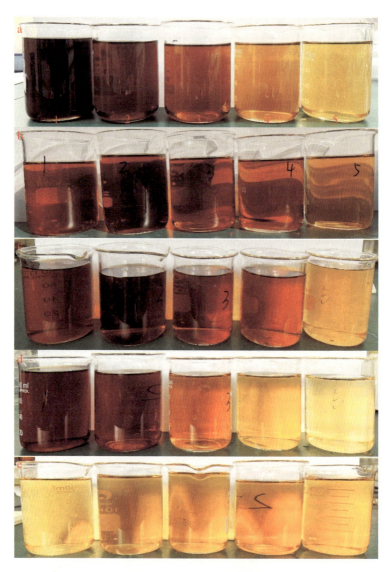

图 2-26　不同饮片的提取液

a：自制饮片；b：李橘园饮片；c：橘源堂饮片；d：橘星饮片；e：福东海饮片。

市售饮片柚皮苷含量均在8%～11%之间,自制饮片的柚皮苷含量为6.05%(表2-29)。

表2-29 不同饮片的柚皮苷和水分含量(%)

| 饮片 | 水分 | 柚皮苷 |
| --- | --- | --- |
| 自制饮片 | 7.48 | 6.05 |
| 李橘园饮片 | 6.93 | 10.56 |
| 橘源堂饮片 | 5.50 | 8.49 |
| 福东海饮片 | 5.63 | 9.79 |
| 橘星饮片 | 8.53 | 8.58 |

在5种饮片中,橘星饮片的累计柚皮苷释放效率最高,饮片的柚皮苷基本完全释放到提取液中(图2-27、表2-30)。自制饮片的累计柚皮苷提取率与橘源堂饮片和李橘园饮片较为接近,三者分别为85.28%、88.63%、89.63%,均远高于福东海饮片,自制饮片在初次提取时有较高的柚皮苷提取率,仅次于橘星饮片。

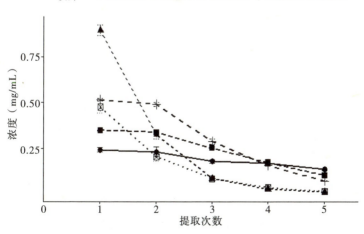

图2-27 不同饮片提取液柚皮苷浓度

表2-30　多次提取累计柚皮苷提取率（%）

| 饮片 | 提取次数 | | | | |
|---|---|---|---|---|---|
| | 1 | 2 | 3 | 4 | 5 |
| 自制饮片 | 48.83 | 70.55 | 79.67 | 83.53 | 85.28 |
| 李橘园饮片 | 29.47 | 58.49 | 75.57 | 85.01 | 89.36 |
| 橘源堂饮片 | 24.73 | 49.52 | 68.18 | 80.98 | 88.63 |
| 橘星饮片 | 64.81 | 89.24 | 95.66 | 97.92 | 98.84 |
| 福东海饮片 | 14.96 | 29.81 | 41.26 | 52.04 | 60.70 |

自制饮片总黄酮提取量较低，在其余4种市售饮片中，李橘园饮片总黄酮提取量最高（表2-31）。柚果的成熟度与其黄酮含量之间有密切关系，柚果的成熟度越高（体现在柚果直径上），黄酮的含量越低[89]。自制饮片的柚果直径较大，成熟度较高，所以黄酮含量较少。

表2-31　不同饮片总提取液总黄酮提取量（g）

| 饮片 | 新北美圣草苷 | 野漆树苷 | 柚皮苷 | 柚皮素 | 总黄酮 |
|---|---|---|---|---|---|
| 自制饮片 | 0.0080 | — | 0.9324 | 0.0040 | 1.0013 |
| 李橘园饮片 | 0.0205 | 0.0760 | 1.7529 | 0.0053 | 1.8647 |
| 橘源堂饮片 | 0.0180 | 0.0633 | 1.4039 | 0.0034 | 1.4886 |
| 橘星饮片 | 0.0071 | 0.0794 | 1.0059 | 0.0055 | 1.6643 |
| 福东海饮片 | 0.0021 | 0.0466 | 1.1087 | 0.0044 | 1.1618 |

在相同样品量时，自制饮片总提取液中总固体物含量最高，达到63.97%，自制饮片在提取时有更多的水溶性成分溶出

(表2-32)。自制饮片总多糖提取量最高,达到1.9111 g。柚果多糖含量与柚果成熟度有关,随着柚果的成熟,柚果的多糖含量增加,自制饮片采用直径较大的柚果,成熟度较高,果实多糖含量较高[90]。

表2-32 不同饮片总多糖提取量和总固体物含量

| 饮片 | 总固体物含量(%) | 总多糖提取量(g) |
| --- | --- | --- |
| 自制饮片 | 63.97 | 1.9111 |
| 李橘园饮片 | 50.70 | 1.4867 |
| 橘源堂饮片 | 44.56 | 1.2872 |
| 福东海饮片 | 34.10 | 0.3887 |
| 橘星饮片 | 54.75 | 1.7249 |

本实验从饮片外观、尺寸、提取液外观、各成分指标(柚皮苷、总黄酮、总固体物、多糖)的释放效果等多个方面,将自制饮片与4种知名度高和销量好的市售柚果饮片进行比较。市售饮片的外观和品质得到消费者的认可,自制饮片在外观上与市售饮片相似,颜色整体较均匀,二者提取液的颜色和变化相似。自制饮片提取时有良好的柚皮苷释放效果,但是自制饮片较厚,可通过减小饮片切制厚度,降低成分溶出阻力,进一步提高柚皮苷和其他成分的释放。自制饮片的黄酮含量较低,多糖含量较高,与选取的柚果成熟度有关,结合炮制工艺优化实验中饮片总黄酮和总多糖含量结果,其采用的柚果直径为3 cm左右,饮片黄酮含量较高,多糖含量较低,故应选取直径3 cm以上、7 cm以下的柚果制作饮片,有较好的黄酮与多糖含量。总而言之,自

制饮片有较好的饮片外观和成分释放效果，与大部分的市售化橘红饮片相比毫不逊色，在水溶性物质的释放上有较大的优势，饮片成分能够充分溶出。

## 三、饮片挥发性物质组成分析

炮制工艺制得的饮片香味发生明显改变，通过 GC-MS 技术分析饮片的挥发性物质组分，对比炮制前后饮片挥发性物质的变化，分析饮片香味改变的物质来源。

## 【实验方法】

顶空固相微萃取（HS-SPME）：称量 0.4 g 的待测样品加到 5 mL 装有磁力搅拌器的顶空瓶中，插入 100 μm PDMS 萃取头，在 70 ℃下顶空萃取 40 min，于 250 ℃气化室解吸 7 min，进行 GC-MS 分析。

气相色谱条件：TG-5HT（30 m×0.25 mm×0.25 μm）毛细管柱；进样方式：不分流进样；进样口温度：250 ℃；载气：高纯度氦气，恒速 1.0 mL/min；程序升温：初始温度 40 ℃，保持 3 min，以 4 ℃/min 升至 160 ℃，保持 3 min，再以 6 ℃/min 升至 280 ℃，保持 10 min；接口温度：280 ℃。

质谱条件：电子轰击（electron impact，EI）离子源，电子能量 70 eV，离子源温度 230 ℃，溶剂延迟时间 3 min；质量扫描范围 50～500 amu，扫描周期：0.5 scan/s。

数据处理：应用 Xcalibur version 2.2 软件对质谱结果进行计

算机检索（质谱数据库 NIST17），并查阅文献进行定性分析。利用面积归一化法计算已定性的挥发性成分的相对含量。

## 【实验结果】

对原料挥发性成分进行气质分析，共分离出 41 个组分，经过 NIST 谱库鉴定出 41 个挥发性物质（图 2-28），并采用面积归一化法确定了各组分的相对含量，其中主要成分为 D-柠檬烯（57.91%）、罗勒烯（12.78%）、石竹烯（4.34%）、β-蒎烯（8.43%）、（1R）-2,2-双甲基-3-亚甲基二环［2.2.1］庚烷（4.49%）、芳樟醇（3.63%）、反式芳樟醇氧化物（0.99%），主要成分以萜类为主。

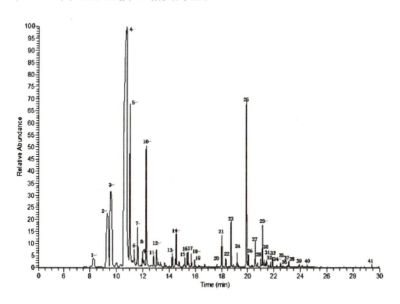

图 2-28 原料挥发性成分总离子流图

对炮制后的饮片挥发性成分进行气质分析,共分离出41个组分,经过NIST谱库检索出41个挥发性物质(图2-29),并采用面积归一化法确定了各组分的相对含量,其中主要成分为D-柠檬烯(62.71%)、罗勒烯(10.46%)、石竹烯(6.31%)、(1R)-2,2-双甲基-3-亚甲基二环[2.2.1]庚烷(2.53%)、松油醇(1.52%)、β-蒎烯(4.00%)、反式芳樟醇氧化物(2.33%)、反-α,α-5-三甲基-5-乙烯基四氢化-2-呋喃甲醇(1.22%)、芳樟醇(1.44%),主要成分以萜类为主(表2-33)。

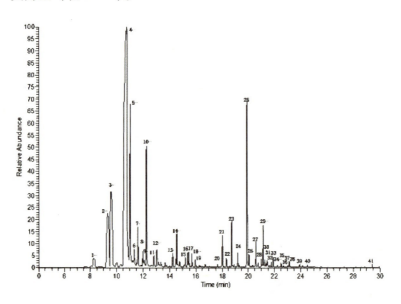

图2-29 饮片挥发性成分总离子流图

表2-33 挥发性成分及相对含量

| $t_R$(min) | 化学成分 | 分子式 | 相对含量（%） 饮片 | 相对含量（%） 原料 |
|---|---|---|---|---|
| 8.20 | 3-蒈烯 | $C_{10}H_{16}$ | 0.71 | 0.67 |
| 9.26 | （1R）-2,2-双甲基-3-亚甲基二环[2.2.1]庚烷 | $C_{10}H_{16}$ | 2.53 | 4.49 |
| 9.52 | β-蒎烯 | $C_{10}H_{16}$ | 4.00 | 8.43 |
| 10.56 | D-柠檬烯 | $C_{10}H_{16}$ | 62.71 | 57.91 |
| 10.95 | 罗勒烯 | $C_{10}H_{16}$ | 10.46 | 12.78 |
| 11.28 | 萜品烯 | $C_{10}H_{16}$ | 0.43 | 0.51 |
| 11.56 | 反式芳樟醇氧化物 | $C_{10}H_{18}O_2$ | 2.33 | 0.99 |
| 11.94 | 反-α，α-5-三甲基-5-乙烯基四氢化-2-呋喃甲醇 | $C_{10}H_{18}O_2$ | 1.22 | 0.37 |
| 12.04 | 异松油烯 | $C_{10}H_{16}$ | 0.34 | 0.14 |
| 12.21 | 芳樟醇 | $C_{10}H_{18}O$ | 1.44 | 3.63 |
| 12.80 | 反式-薄荷基-2,8-二烯-1-醇 | $C_{10}H_{16}O$ | 0.11 | 0.21 |
| 13.04 | 2,6-二甲基-1,3,5,7-辛四烯 | $C_{10}H_{14}$ | 0.12 | 0.24 |
| 14.21 | （-）-4-萜品醇 | $C_{10}H_{18}O$ | 0.80 | 0.28 |
| 14.51 | 松油醇 | $C_{10}H_{18}O$ | 1.52 | 0.53 |

续上表

| $t_R$(min) | 化学成分 | 分子式 | 相对含量(%) 饮片 | 相对含量(%) 原料 |
|---|---|---|---|---|
| 14.72 | 3,7-二甲基-2,6-壬二烯醛 | $C_{11}H_{18}O$ | 0.06 | — |
| 15.18 | 反式-2-环己烯-醇-2-甲基-5-(1-甲基乙烯基) | $C_{10}H_{16}O$ | 0.17 | 0.15 |
| 15.38 | (Z)-3,7-二甲基-2,6-辛二烯-1-醇乙酸酯 | $C_{10}H_{18}O$ | 0.07 | 0.14 |
| 15.46 | (1R,5R)-rel-香芹醇 | $C_{10}H_{16}O$ | 0.09 | 0.24 |
| 15.71 | 左旋香芹酮 | $C_{10}H_{14}O$ | 0.11 | 0.18 |
| 15.97 | 香叶醇 | $C_{10}H_{18}O$ | 0.05 | 0.07 |
| 17.99 | δ-榄香烯 | $C_{15}H_{24}$ | 0.98 | 0.46 |
| 18.32 | 丁酸香叶酯 | $C_{14}H_{24}O_2$ | 0.06 | 0.07 |
| 18.71 | 乙酸香叶酯 | $C_{12}H_{20}O_2$ | 0.57 | 0.53 |
| 19.18 | β-榄香烯 | $C_{15}H_{24}$ | 0.35 | 0.19 |
| 19.85 | 石竹烯 | $C_{15}H_{24}$ | 6.31 | 4.34 |
| 20.04 | 长叶松萜烯 | $C_{15}H_{24}$ | 0.23 | 0.14 |
| 20.56 | α-石竹烯 | $C_{15}H_{24}$ | 0.51 | 0.39 |
| 20.97 | 依兰油烯 | $C_{15}H_{24}$ | 0.14 | 0.10 |
| 21.10 | 荜澄茄烯 | $C_{15}H_{24}$ | 0.54 | 0.88 |
| 21.44 | γ-榄香烯 | $C_{15}H_{24}$ | 0.16 | 0.14 |
| 21.73 | 异喇叭烯 | $C_{15}H_{24}$ | 0.08 | 0.06 |

续上表

| $t_R$(min) | 化学成分 | 分子式 | 相对含量（%） 饮片 | 相对含量（%） 原料 |
| --- | --- | --- | --- | --- |
| 21.88 | δ-杜松烯 | $C_{15}H_{24}$ | 0.24 | 0.14 |
| 22.20 | α-杜松烯 | $C_{15}H_{24}$ | 0.03 | 0.03 |
| 22.51 | 反式-橙花叔醇 | $C_{15}H_{26}O$ | 0.04 | 0.04 |
| 22.66 | 氯代十六烷 | $C_{16}H_{33}Cl$ | 0.06 | 0.05 |
| 23.01 | 桉油烯醇 | $C_{15}H_{24}O$ | — | 0.02 |
| 23.12 | 氧化石竹烯 | $C_{15}H_{24}O$ | 0.07 | 0.09 |
| 23.94 | 桉油烯醇 | $C_{15}H_{24}O$ | 0.01 | 0.04 |
| 29.41 | 西松烯 | $C_{20}H_{32}$ | 0.02 | 0.02 |

本实验对炮制前后饮片挥发性成分进行分析，结果表明：炮制前后饮片挥发性物质组成基本一致，炮制工艺对挥发性物质组成基本没有影响，主要为萜类、酯类、醇类，其中萜类挥发性物质占80%以上。炮制后的饮片大部分挥发性物质的相对含量减少，推测是炮制过程的加热处理造成挥发性成分逸散，但发现反式芳樟醇氧化物、松油醇、石竹烯、反-α,α-5-三甲基-5-乙烯基四氢化-2-呋喃甲醇4种物质在炮制后的饮片中相对含量明显增加，推测其是饮片香味变化的物质来源。反式芳樟醇氧化物具有樟脑等香气，松油醇具有丁香和松木似的香气，石竹烯具有柑橘香、木香、辛香、樟脑香、丁香香气，反-α,α-5-三甲基-5-乙烯基四氢化-2-呋喃甲醇具有强烈的木香、甜香、花香香气，炮制后的饮片香甜味明显增加。含量最高的D-柠檬烯是单萜类化合物，是沙田柚中柠檬样香气的来源，有研究报道D-柠檬烯具有抗癌、祛痰、镇咳、抗菌等活性[91-92]。

## 第七节 本章小结

沙田柚幼果是沙田柚在疏果过程和落果期间产生的未成熟果实，其食用价值低，大多被遗弃。沙田柚幼果含有丰富的黄酮、多糖、酚类等物质，特别是柚皮苷，其含量不亚于作为化橘红原料的化州柚。柚皮苷具有防治呼吸系统疾病、治疗骨类疾病、抗炎、抗氧化等药效。现有的大部分柚果饮片炮制方法生产周期长，其饮片成分释放效果差。目前对饮片炮制工艺的研究较少且研究方法简单，缺乏对饮片成分释放效果的考察，工艺缺乏可行性。本章研究旨在拓展沙田柚幼果资源的加工途径，以沙田柚幼果为原料制作柚果饮片，使得幼果中的物质能够被充分利用，利用现代加工技术和设备，建立一种规范、可控、高效的饮片炮制工艺，并对该工艺及其饮片进行评价。本章研究主要包括以下内容：

（1）对饮片的提取工艺进行优化，模拟饮片实际使用的冲泡过程，观察饮片成分的释放规律，选取合适的提取时间20 min和提取5次，作为炮制工艺优化实验中的饮片提取方法。该提取方法对饮片有较好的成分释放效果，对炮制工艺优化有较好的指导作用。

（2）以沙田柚幼果为原料，以饮片提取液各成分含量为指标，对柚果饮片炮制过程的软化工艺、压制工艺和干燥工艺进行优化，得到的优化工艺为：130 ℃高压蒸制45 min，然后600 W微波干燥50 s，最后在80 ℃下两步压制（第一次压制厚度1.5 mm，第二次压制厚度1 mm）。优化工艺制得的饮片在提取时成分释放效果有较大提升,柚皮苷成分在炮制过程中几乎没有流失。对饮片的内部微观结构进行观察,发现炮制过程中饮片的结构被重构,促进了成分的溶出。

(3)多方面评价该炮制工艺及其饮片。与多款市售化橘红饮片进行外观和成分释放的比较,自制饮片有良好的成分释放效果和外观。与传统的饮片炮制工艺比较,优化工艺缩短了炮制时间,制得的饮片有更好的成分释放效果。GC-MS 分析结果显示炮制前后饮片的挥发性物质组成基本一致,有 4 个物质的相对含量明显提高,推测其是饮片香味改变的来源。本研究为沙田柚幼果资源开发提供了技术指导,有利于推进沙田柚资源的开发利用。

# 参考文献

[1] 中国科学院中国植物志编辑委员会. 中国植物志第43卷第2分册［M］. 北京：科学出版社, 1997：187-189.

[2] 贾敏如, 李星炜. 中国民族药志要［M］. 北京：中国医药科技出版社, 2005：160.

[3] 王标诗, 吴艺华, 杜建中, 等. 沙田柚活性成分的提取及其生理功能的研究进展［J］. 食品研究与开发, 2014, 35（10）：129-132.

[4] 贾冬英, 姚开, 谭敏, 等. 柚果皮中生理活性成分研究进展［J］. 食品与发酵工业, 2001, 27（11）：74-78.

[5] 刘佳, 杨宝, 吴楣, 等. 梅州沙田柚的花、果、叶中柚皮苷含量比较研究［J］. 今日药学, 2014, 24（3）：182-185.

[6] 阳梅芳, 曾新安, 杨星. 沙田柚中不同部位黄酮类物质的分布及含量探讨［J］. 食品工业科技, 2013, 34（1）：89-91, 96.

[7] 张婷, 毛新亮, 郭晓蕾, 等. 高效液相色谱法测定不同大小柚果中柚皮苷的含量［J］. 中南药学, 2010, 8（11）：839-841.

[8] LUO Y L, ZHANG C C, LI P B, et al. Naringin attenuates enhanced cough, airway hyperresponsiveness and airway inflammation in a guinea pig model of chronic bronchitis induced by

cigarette smoke [J]. International immunopharmacology, 2012, 13 (3): 301-307.

[9] CHEN Y, NIE Y C, LUO Y L, et al. Protective effects of naringin against paraquat-induced acute lung injury and pulmonary fibrosis in mice [J]. Food and chemical toxicology, 2013, 58: 133-140.

[10] 胡静, 刘想忠, 石正帅, 等. 柚皮苷对白介素-1β诱导的兔关节软骨细胞炎性反应的调节作用 [J]. 中华中医药学刊, 2020, 38 (12): 38-41, 279-281.

[11] MENG X, FU M, WANG S, et al. Naringin ameliorates memory deficits and exerts neuroprotective effects in a mouse model of Alzheimer's disease by regulating multiple metabolic pathways [J]. Molecular medicine reports, 2021, 23 (5): 332-345.

[12] 姜翠翠, 董舒梅, 邱松山, 等. 化橘红柚皮苷对α-葡萄糖苷酶活性的抑制作用 [J]. 食品工业, 2020, 41 (6): 189-193.

[13] 于立梅, 陶红, 郭文, 等. 柚子皮提取物安全性评价及其多糖分子量分布 [J]. 食品安全质量检测学报, 2016, 7 (9): 3656-3662.

[14] YU J, JI H, LIU A. Preliminary structural characteristics of polysaccharides from pomelo peels and their antitumor mechanism on S180 tumor-bearing mice [J]. Polymers, 2018, 10 (4): 419-434.

[15] MANCUSO M, CATALFAMO M, LAGANA P, et al.

Screening of antimicrobial activity of citrus essential oils against pathogenic bacteria and Candida strains [J]. Flavour and fragrance journal, 2019, 34 (3): 187 – 200.

[16] 林家逊, 许有瑞, 顾生玖, 等. GC-MS 法分析沙田柚幼果中挥发油化学成分的研究 [J]. 安徽农业科学, 2008, 36 (24): 10527, 10537.

[17] 苏薇薇, 王永刚. 沙田柚幼果挥发油成分的气相 – 质谱联用分析 [J]. 中国医院药学杂志, 2005, 25 (4): 333 – 334.

[18] HU Y Y, HU C F, PAN G X, et al. Novel chalcone-conjugated, multi-flexible end-group coumarin thiazole hybrids as potential antibacterial repressors against methicillin-resistant Staphylococcus aureus [J]. European journal of medicinal chemistry, 2021: 113628.

[19] KIRSCH G, ABDELWAHAB A B, CHAIMBAULT P. Natural and synthetic coumarins with effects on inflammation [J]. Molecules, 2016, 21 (10): 1322 – 1335.

[20] 胡甜恬, 张晓琦, 赵慧男, 等. 沙田柚皮中的香豆素类成分 [J]. 药学与临床研究, 2007, 15 (2): 121 – 123.

[21] TIAN D M, WANG F F, DUAN M L, et al. Coumarin analogues from the *Citrus grandis* (L.) Osbeck and their hepatoprotective activity [J]. Journal of agricultural and food chemistry, 2019, 67 (7): 1937 – 1947.

[22] KUO P C, LIAO Y R, HUNG H Y, et al. Anti-inflammatory and neuroprotective constituents from the peels of *Citrus grandis* [J]. Molecules, 2017, 22 (6): 967 – 978.

［23］杨愈丰，柳敦耀，向红英，等. 柚子皮精油提取及其驱蚊效果研究［J］. 天然产物研究与开发，2017，29（5）：867-872.

［24］CHEN G W, LIN Y H, LIN C H, et al. Antibacterial activity of emulsified pomelo (*Citrus grandis* Osbeck) peel oil and water-soluble chitosan on staphylococcus aureus and escherichia coli［J］. Molecules, 2018, 23（4）: 840-851.

［25］GUO J J, GAO Z P, XIA J L, et al. Comparative analysis of chemical composition, antimicrobial and antioxidant activity of citrus essential oils from the main cultivated varieties in China［J］. Lwt-food science and technology, 2018, 97: 825-839.

［26］DHARMAWAN J, KASAPIS S, SRIRAMULA P, et al. Evaluation of aroma-active compounds in pontianak orange peel oil (Citrus nobilis Lour. Var. microcarpa Hassk.) by gas chromatography-olfactometry, aroma reconstitution, and omission test［J］. Journal of agricultural and food chemistry, 2009, 57（1）: 239-244.

［27］FENG S, SUH J H, GMITTER F G, et al. Differentiation between flavors of sweet orange (Citrus sinensis) and mandarin (Citrus reticulata)［J］. Journal of agricultural and food chemistry, 2018, 66（1）: 203-211.

［28］戚贺亭，潘兆平，李想，等. 金盆柚不同成熟度对湘柑茶品质的影响［J］. 食品与发酵工业，2021，47（16）：1-18.

［29］LIEW S Q, TEOH W H, TAN C K, et al. Subcritical water extraction of low methoxyl pectin from pomelo [*Citrus grandis*

[30] ELGHARBAWY A A M, HAYYAN A, HAYYAN M, et al. Natural deep eutectic solvent-assisted pectin extraction from pomelo peel using sonoreactor: experimental optimization approach [J]. Processes, 2019, 7 (7): 416-431.

[31] 陈迪, 赵德锟, 曹冠华, 等. 甜柚皮渣果醋的发酵工艺研究 [J]. 食品工业, 2016, 37 (3): 169-171.

[32] 姬盼盼, 季香勤, 傅诗, 等. 柚皮桃胶营养鲜湿面的研制 [J]. 食品与发酵工业, 2017, 43 (1): 156-162.

[33] ISHIHARA M, TODA H, SUNAGANE N, et al. Furanocoumarins contents and cytochrome P450 3A (CYP3A) inhibitory activities of various processed fruit peel products: outflow of 6′, 7′-Dihydroxybergamottin during processing treatment of peel [J]. Yakugaku Zasshi-J Pharm Soc Jpn, 2011, 131 (5): 679-684.

[34] LIN Z, LI J, FANG S, et al. Analysis of volatile aroma components in pomelo peel tea by headspace-gas chromatography-mass spectrometry [J]. Food science, 2012, 33 (8): 256-259.

[35] 张静. 柚皮酱加工技术 [J]. 农村新技术, 2016, 21 (9): 54.

[36] 唐国涛, 黄锦荣, 陈桂琼. 沙田柚皮蜜饯的制作技术 [J]. 广东林业科技, 2007, 23 (4): 107-108, 112.

[37] 刘顺枝, 江学斌, 江月玲, 等. 柚类果实提取物生理功能

及综合利用研究进展［J］. 食品科学, 2012, 33（13）: 280－286.

［38］ MA C. Studies on the processing techniques and stability of shatian pomelo juice beverage［J］. Science & technology of food industry, 2007, 28（1）: 137－139.

［39］ LI L J, AN F X, HUI N I, et al. Optimization of technical parameters for honey pomelo wine debittering［J］. Food science, 2009, 30（10）: 33－37.

［40］ DU B, WEN S, LI Y J, et al. Study on processing technology of pomelo health vinegar［J］. Food science, 2008, 29（12）: 255－258.

［41］ 仲山民, 田荆祥. 常山胡柚果实营养成分分析［J］. 经济林研究, 1995（2）: 23－25.

［42］ 胡艳玉, 杨星, 陈德斌, 等. 化州柚落花、落果及叶片中总黄酮含量及其抗氧化活性研究［J］. 广西科学院学报, 2019, 35（4）: 345－350.

［43］ 黎敏仪, 黄嫣怡, 陈子炀, 等. 石斛花金柚幼果功能性果酒酿造工艺研究［J］. 中国酿造, 2020, 39（4）: 131－136.

［44］ 李振羽, 钟昆志, 龚棣文, 等. 柚子副产物制备泡腾片的工艺研究［J］. 现代食品科技, 2019, 35（12）: 241－248, 165.

［45］ 段辉根, 戴翔, 张志慧, 等. 常山胡柚青果茶加工技术要点［J］. 浙江柑橘, 2021, 38（1）: 37－38.

［46］ 耿薇, 曹蕾, 陈燕. 柚子籽的脂肪酸组成与含量分析［J］. 化学工程师, 2015, 29（2）: 14－16.

[47] 何娣, 杨静娴, 丘苑新. 柚籽油的提取及其活性物质分离纯化研究进展 [J]. 仲恺农业工程学院学报, 2021, 34 (1): 59 – 62.

[48] 李翠芬, 杜冰, 吕建秋. 沙田柚籽油脂提取工艺研究 [J]. 广东化工, 2021, 48 (10): 17 – 20, 34.

[49] 刘祎帆, 刘芯如, 黄妙如, 等. 金柚柚子籽油的制备及理化性质研究 [J]. 中国油脂, 2020, 45 (4): 14 – 17.

[50] 宁芯, 陆秋琪, 班薇薇, 等. 沙田柚柚子籽油提取工艺优化及性质研究 [J]. 中国粮油学报, 2020, 35 (7): 66 – 71.

[51] 叶茂, 邓毛程, 陈燕鸿, 等. 柚子籽油微胶囊制备工艺优化及稳定性研究 [J]. 中国粮油学报, 2020, 35 (3): 91 – 96.

[52] ZHOU J, GAO H, WU Y, et al. Percolation extraction of limonoids from pomelo (*Citrus grandis* Osbeck) seeds [J]. Journal of central south university of forestry & technology, 2011, 31 (10): 127 – 133.

[53] 刘孟华, 李泮霖, 罗铝铿. 柚花化学成分及药理活性研究进展 [J]. 嘉应学院学报, 2015, 33 (2): 67 – 73.

[54] 侯韬, 郭胜兰, 李永生, 等. 梅州蜜柚柚花不同部位的香气成分和水蒸气精油组成成分差异分析 [J]. 现代食品科技, 2019, 35 (7): 231 – 238.

[55] 伍柏坚, 林励, 陈康, 等. 化州柚花不同花期黄酮类成分含量的动态变化研究 [J]. 中药新药与临床药理, 2007, 18 (5): 377 – 379.

[56] 谢华松, 黄余燕, 吴凌凤. 超临界 $CO_2$ 萃取梅州柚花挥发

油研究［J］. 山东化工, 2018, 47（17）: 21, 26.

[57] 徐小忠, 郑浩, 郑湾湾, 等. 常山胡柚花茶窨制技术研究初探［J］. 浙江柑橘, 2020, 37（3）: 22-24.

[58] 国家药典委员会. 中华人民共和国药典（四部）［M］. 北京: 中国医药科技出版社, 2020: 114.

[59] 广东省食品药品监督管理局. 广东省中药材标准（第2册）［M］. 广州: 广东科技出版社, 2011: 240-244.

[60] 广东省食品药品监督管理局. 广东省中药饮片炮制规范第1册［M］. 广州: 广东科技出版社, 2011: 56-58.

[61] 李燕, 许润春. 浅谈目前润药过程中存在的问题［J］. 中药与临床, 2018, 9（3）: 14-18.

[62] 徐锦池, 徐平. 论润法"贵在适中"［J］. 时珍国药研究, 1997, 8（4）: 70-71.

[63] 张家连. 中药材伤水及预防处理措施［J］. 中外医疗, 2009, 28（3）: 121.

[64] 张玉琴, 文燕. 热软化中药材在加工炮制中的运用［J］. 农村新技术, 2011, 25（6）: 40-41.

[65] 崔宁, 马薛梅. 中药材的润制方法及程度［J］. 医学理论与实践, 2004, 17（6）: 652.

[66] 沈钱能, 陈丽红, 黄紫炎, 等. 不同软化方法对甘草质量的影响［J］. 中草药, 2020, 51（1）: 76-83.

[67] 黄新宇, 李清林. 真空蒸汽润药法润制浙产莪术饮片的工艺研究［J］. 中华中医药学刊, 2014, 32（6）: 1417-1419.

[68] 赵声兰, 赵荣华, 夏丽, 等. 何首乌炮制过程中的润制工艺研究［J］. 中成药, 2006, 28（2）: 200-202.

[69] 田先娇, 罗雪维, 杨新周, 等. 不同炮制方式对黄精有效成分含量的影响 [J]. 化学试剂, 2021, 43 (6): 1-7.

[70] 李林, 范文翔, 王利, 等. 基于 Box-Behnken 响应面法优化半夏蒸制工艺 [J]. 中药材, 2018, 41 (10): 2329-2334.

[71] 陈雪, 王冬阁, 冯正平, 等. 基于四逆汤建立附子炮制新方法 [J]. 中成药, 2020, 42 (5): 1255-1261.

[72] 张欣蕊. 中药材干燥技术现状及发展趋势 [J]. 临床医药文献电子杂志, 2020, 7 (34): 194.

[73] LIAN M, HUANG L, DUAN X. Quality change and moisture distribution of kiwifruit during FD-MVD [J]. Food and fermentation industries, 2020, 46 (15): 162-168.

[74] RODRIGUEZ R, LOMBRANA J I. Moisture diffusivity analysis in a microwave drying process under different operating conditions [J]. Drying technology, 2007, 25 (11): 1875-1883.

[75] RAHMAN N F A, SHAMSUDIN R, ISMAIL A, et al. Effects of post-drying methods on pomelo fruit peels [J]. Food science and biotechnology, 2016, 25: 85-90.

[76] 梁运章, 那日, 白亚乡, 等. 静电干燥原理及应用 [J]. 物理, 2000, 29 (1): 39-41.

[77] HUANG L, LIANG Z, LIN L, et al. Influence of different processing technique on the content of naringin in Exocarpium Citri Grandis [J]. Traditional Chinese drug research and clinical plarmacology, 2005, 16 (1): 59-61.

[78] 张社南, 王红梅, 梅正敏, 等. 不同处理对桂柚1号与沙田柚保果的影响 [J]. 南方园艺, 2021, 32 (2): 1-3.

[79] 刘升球, 贺申魁, 肖远辉, 等. "桂柚1号"沙田柚落花落果规律的观察 [J]. 中国南方果树, 2015, 44 (1): 29-30, 33.

[80] TOCMO R, PENA-FRONTERAS J, CALUMBA K F, et al. Valorization of pomelo (*Citrus grandis* Osbeck) peel: A review of current utilization, phytochemistry, bioactivities, and mechanisms of action [J]. Comprehensive reviews in food science and food safety, 2020, 19 (4): 1969-2012.

[81] BHARTI S K, KRISHNAN S, KUMAR A, et al. Antidiabetic phytoconstituents and their mode of action on metabolic pathways [J]. Therapeutic advances in endocrinology and metabolism, 2018, 9 (3): 81-100.

[82] FAN R Y, XIE Y M, ZHU C Y, et al. Structural elucidation of an acidic polysaccharide from *Citrus grandis* 'Tomentosa' and its anti-proliferative effects on LOVO and SW620 cells [J]. International journal of biological macromolecules, 2019, 138: 511-518.

[83] 宫瑞泽, 霍晓慧, 张磊, 等. 美拉德反应对中药品质的影响及调控研究进展 [J]. 中草药, 2019, 50 (1): 243-251.

[84] LU J, YE S, QIN R, et al. Effect of Chinese herbal medicine extracts on cell-mediated immunity in a rat model of tuberculosis induced by multiple drug-resistant bacilli [J]. Molecular medicine reports, 2013, 8 (1): 227-232.

[85] 周逸群, 贺福元, 杨岩涛, 等. 美拉德反应研究现状及对中药炮制和制剂工艺研究方法的影响 [J]. 中草药,

2014,45(1):125-130.

[86] 吴中华,李文丽,赵丽娟,等. 枸杞分段式变温热风干燥特性及干燥品质[J]. 农业工程学报,2015,31(11):287-293.

[87] 钟楚楚,吴孟华,余品皓,等. 橘红与化橘红采制、炮制及功效的古今演变探析[J]. 中国中药杂志,2021,46(18):4865-4874.

[88] 伍柏坚,陈康,林励,等. 毛橘红传统产地加工工艺的探讨及优化[J]. 广州中医药大学学报,2014,31(2):280-283.

[89] 韩寒冰,李海航,曾祥有,等. 化橘红果实生长发育过程中类黄酮的动态变化[J]. 植物学报,2014,49(4):424-431.

[90] 占敏宣,魏清江,林雄,等. PCA再分析采收成熟度对桃溪蜜柚贮藏品质变化模式的影响[J]. 食品与发酵工业,2021,47(9):183-190.

[91] 黄巧娟,孙志高,龙勇,等. D-柠檬烯抗癌机制的研究进展[J]. 食品科学,2015,36(7):240-244.

[92] 曹甜,刘晓艳,丁心,等. 柠檬烯的研究与应用进展[J]. 农产品加工,2017,8(16):51-54.